Prüfungsangst

W0292193

Fortschritte der Psychotherapie
Band 44
Prüfungsangst
von PD Dr. Lydia Fehm und Prof. Dr. Thomas Fydrich

Herausgeber der Reihe:
Prof. Dr. Dietmar Schulte, Prof. Dr. Kurt Hahlweg,
Prof. Dr. Jürgen Margraf, Prof. Dr. Dieter Vaitl
Begründer der Reihe:
Dietmar Schulte, Klaus Grawe, Kurt Hahlweg, Dieter Vaitl

Prüfungsangst

von Lydia Fehm
und Thomas Fydrich

HOGREFE

GÖTTINGEN · BERN · WIEN · PARIS · OXFORD · PRAG · TORONTO
CAMBRIDGE, MA · AMSTERDAM · KOPENHAGEN · STOCKHOLM

PD Dr. Lydia Fehm, geb. 1966. 1987–1993 Studium der Psychologie in Marburg. Anschließend Promotionsstipendium in Dresden und therapeutische Tätigkeit mit Schwerpunkt Angststörungen. 1994–1999 Verhaltenstherapieausbildung und 1999 Approbation als Psychologische Psychotherapeutin. 1999–2005 wissenschaftliche Mitarbeiterin im Bereich Klinische Psychologie und Psychotherapie an der Technischen Universität Dresden. 2000 Promotion. 2005–2008 wissenschaftliche Mitarbeiterin im Arbeitsbereich Psychotherapie und Somatopsychologie an der Humboldt-Universität zu Berlin. 2008 Habilitation. Seit 2008 Ambulanzleitung am Zentrum für Psychotherapie der Humboldt-Universität zu Berlin.

Prof. Dr. Thomas Fydrich, geb. 1953. 1975–1981 Studium der Psychologie in Marburg. 1982–1987 wissenschaftlicher Mitarbeiter am Fachbereich Psychologie der Universität Marburg. 1986 Promotion. 1987–1990 Forschungsaufenthalte in Pittsburgh und Philadelphia. 1990–1996 wissenschaftlicher Assistent am Psychologischen Institut der Universität Heidelberg. 1996 Habilitation. 1997–2003 Hochschuldozent am Psychologischen Institut der Universität Heidelberg und dort von 2001–2004 Aufbau und Leitung des Zentrums für Psychologische Psychotherapie. Seit 2004 Professur für Psychotherapie und Somatopsychologie am Institut für Psychologie der Humboldt-Universität zu Berlin; Aufbau und Leitung des Zentrums für Psychotherapie.

Wichtiger Hinweis: Der Verlag hat für die Wiedergabe aller in diesem Buch enthaltenen Informationen (Programme, Verfahren, Mengen, Dosierungen, Applikationen etc.) mit Autoren bzw. Herausgebern große Mühe darauf verwandt, diese Angaben genau entsprechend dem Wissensstand bei Fertigstellung des Werkes abzudrucken. Trotz sorgfältiger Manuskriptherstellung und Korrektur des Satzes können Fehler nicht ganz ausgeschlossen werden. Autoren bzw. Herausgeber und Verlag übernehmen infolgedessen keine Verantwortung und keine daraus folgende oder sonstige Haftung, die auf irgendeine Art aus der Benutzung der in dem Werk enthaltenen Informationen oder Teilen davon entsteht. Geschützte Warennamen (Warenzeichen) werden nicht besonders kenntlich gemacht. Aus dem Fehlen eines solchen Hinweises kann also nicht geschlossen werden, dass es sich um einen freien Warennamen handele.

Bibliografische Information der Deutschen Nationalbibliothek

Die Deutsche Nationalbibliothek verzeichnet diese Publikation in der Deutschen Nationalbibliografie; detaillierte bibliografische Daten sind im Internet über http://dnb.d-nb.de abrufbar.

© 2011 Hogrefe Verlag GmbH & Co. KG
Göttingen • Bern • Wien • Paris • Oxford • Prag • Toronto
Cambridge, MA • Amsterdam • Kopenhagen • Stockholm
Rohnsweg 25, 37085 Göttingen

http://www.hogrefe.de
Aktuelle Informationen • Weitere Titel zum Thema • Ergänzende Materialien

Das Werk einschließlich aller seiner Teile ist urheberrechtlich geschützt. Jede Verwertung außerhalb der engen Grenzen des Urheberrechtsgesetzes ist ohne Zustimmung des Verlags unzulässig und strafbar. Das gilt insbesondere für Vervielfältigungen, Übersetzungen, Mikroverfilmungen und die Einspeicherung und Verarbeitung in elektronischen Systemen.

Satz: Grafik-Design Fischer, Weimar
Druck: AZ Druck und Datentechnik, Kempten
Printed in Germany
Auf säurefreiem Papier gedruckt

ISBN 978-3-8017-1610-3

Inhaltsverzeichnis

Einführung

Fallbeispiel

Fallbeispiel

Wegen „schrecklicher Prüfungsängste“ stellt sich Frau W. in der psychotherapeutischen Ambulanz vor. Sie absolviert eine Ausbildung als medizinisch-technische Assistentin. Nach ihren eigenen Angaben hat sie prinzipiell viel Spaß an der Ausbildung und der Arbeit und freut sich auf ihren Beruf. Je näher jedoch die Abschlussprüfung rückte, umso unruhiger und nervöser sei sie geworden. Sie habe eine immer stärker werdende Anspannung verspürt, konnte sich nicht mehr auf den Lernstoff konzentrieren und habe sich immer weniger zugetraut, die Prüfung zu absolvieren. Seit einiger Zeit schlafe sie unruhig und habe bereits morgens Bauchschmerzen und starke Anspannungsgefühle. Auch während des Unterrichts könne sie sich kaum noch auf die Inhalte und die Präsentationen der Lehrer konzentrieren.

Zum ersten Prüfungstag sei sie einfach nicht hingegangen und habe sich in den darauffolgenden Tagen ebenfalls nicht in die Schule getraut, da sie Nachfragen befürchtet habe. Auch zum nächsten Prüfungstermin sei sie nicht erschienen und habe mit Ausflüchten und Ausreden ihre Abwesenheit begründet. Als ein mit der Familie befreundeter Dozent bei einer Lehrveranstaltung ihr Fehlen bemerkte und die Eltern darauf ansprach, sei bei ihr „alles zusammengebrochen“. Sie habe sich dann mit ihren Ängsten erstmals anderen Personen offenbart. Nach Absprache mit der Schulleiterin habe sie die Ausbildung jetzt unterbrochen, um im nächsten Ausbildungsjahrgang nach einer Behandlung ihrer Ängste wieder neu einzusteigen und dann den Abschluss zu machen.

Verschiedene Prüfungssituationen

Prüfungen oder akute Leistungsanforderungen in der Schule, im Studium, im Rahmen der beruflichen Ausbildung und im Bereich künstlerischer Darstellungen oder sportlicher Leistungen gehören zu Erfahrungen fast jedes Menschen. In den meisten Fällen lösen Prüfungen sowohl in der Vorbereitungszeit als auch direkt vor der Prüfung ein ängstlich-nervöses Spannungsgefühl aus, was teilweise auch während der Prüfungen anhält. Solche Anspannungen und Befürchtungen sind hinsichtlich der Intensität, aber auch hinsichtlich der Inhalte und Art deutlich unterschiedlich ausgeprägt: Während manche nur leichte Formen der Anspannung erleben und sie sich dadurch angespornt fühlen, beginnt für andere schon Wochen vor dem Prüfungstermin eine Zeit massiver Unruhe und Ängste, die mit Konzentrationsproblemen, Schwierigkeiten mit den Prüfungsvorbereitungen bis hin zu somatischen Beschwerden und Schlafproblemen einhergehen.

Prüfungen sind meist formal festgelegte Situationen, um einen bisherigen Ausbildungsabschnitt zu beenden, um damit einen neuen Status zu erhalten, z. B.:

- eine Zwischenprüfung, um den Zugang zu einem weiteren Ausbildungsabschnitt zu erreichen,
- ein Vorspiel mit einem Instrument, um den Zugang zu einem musisch orientierten Gymnasium zu bekommen,
- das Abitur mit dem Erreichen der allgemeinen Hochschulreife,
- Modulabschlussprüfungen und Diplomprüfungen im Studium, um akademische Grade zu erhalten,
- theoretische und praktische Prüfungen in einem Lehrberuf,
- Rigorosum oder Verteidigung der Arbeit als letzter Schritt einer Doktorprüfung,
- eine staatliche Prüfung für den Zugang zum Lehrerberuf,
- Bewerbungsgespräche oder
- die Teilnahme an einem „Assessment Center“, um eine begehrte Arbeitsstelle zu erhalten.

Prüfungen werden mündlich oder schriftlich abgehalten oder enthalten praktische bzw. anwendungsorientierte Aufgaben. In entsprechenden Kontexten ist der Prüfungsgegenstand auch eine künstlerische Leistung, beispielsweise das Vortanzen für eine Ballettschule oder das musikalische Vorspiel für die Aufnahme in ein Konservatorium. Prüfungen sind in der Regel auf wenige Stunden Dauer begrenzt, sie können in Einzelfällen jedoch auch einen oder mehrere Tage andauern, wie z. B. bei Assessment Centern. Prüfungen sind meist Einzelleistungen, die manchmal jedoch in einer Gruppensituation erbracht werden.

Mit dem Abschluss einer Prüfung oder einer Prüfungssequenz ist oft der Beginn eines neuen (schulischen oder beruflichen) Lebensabschnitts verbunden. Damit geht nicht selten die Unsicherheit einher, wie genau und wie erfolgreich der weitere Weg sein wird, ob und wann man welche Arbeitsstelle erhalten wird und ob diese den persönlichen Vorstellungen entspricht. Zudem ist mit entsprechenden neuen Lebensabschnitten die Übernahme neuer Rollen verbunden, die meist auch mit der Übernahme zunehmender Verantwortung verbunden ist.

Historisches zur Forschung

Als einer der Pioniere der Prüfungsangstforschung kann ein deutscher Arzt gelten. Bereits im Jahr 1933 hatte Johannes Neumann in Deutschland eine erste wissenschaftliche Buchpublikation mit dem Titel „Angst und Krankheit vor dem Examen: Wesen, Ursachen, Behebung“ veröffentlicht (Neumann, 1933), die als weltweit erste Monografie zum Thema Prüfungsangst gilt. Neumann hatte sich z. B. mit einer Einführung in die Psychotherapie für Pfarrer befasst, sein theoretischer Rahmen war die Individualpsychologie Alfred Adlers. Da sein Werk zur Prüfungsangst jedoch nie ins Englische übersetzt wurde, fand dieser frühe Wegbereiter der Prüfungsangstforschung keinen Eingang in die internationale Entwicklung dieses Forschungszweigs.

Weitere Arbeiten aus den ersten drei bis vier Dekaden des 20. Jahrhunderts (u. a. auch von Walter B. Cannon, 1929) befassten sich mit der Änderung physiologischer Parameter (v. a. der Erhöhung der Glukosekonzentration im Urin) im Vergleich vor und während einer Prüfungszeit. Physiologische Reaktionen unter Prüfungsanforderungen wurden als Indikatoren für selbstwertbedrohliche Belastungen und damit als Korrelate von Prüfungsangst betrachtet.

50er Jahre

Die ersten systematischen psychologischen Forschungsarbeiten zur Prüfungsangst lassen sich auf den Anfang der fünfziger Jahre des 20. Jahrhunderts datieren. Das Thema wurde vor allem aus persönlichkeits-, differentialpsychologischer oder sozialpsychologischer Perspektive bearbeitet (Mandler & Sarason, 1952). In dieser Zeit entstand das „Interferenzmodell" als persönlichkeitspsychologisches Modell, mit dem Prüfungsangst als Trait konzeptualisiert wurde (siehe Kapitel 2.1). In diesen Jahren wurden von der Arbeitsgruppe um S. Sarason auch die ersten Testverfahren für Prüfungsangst bei Erwachsenen und Kindern entwickelt.

60er Jahre

In die sechziger Jahre fallen zwei weitere Entwicklungen der Modellbildung bezüglich der Angstforschung, die dann auch auf den Bereich der Prüfungsängste übertragen wurden: (a) die Unterscheidung von State- und Trait-Angst (Prüfungsangst wurde von verschiedenen Autoren als „situationsspezifische Trait-Angst konzeptualisiert; vgl. Spielberger et al., 1976) sowie (b) die Unterscheidung von „worry" und „emotionality" als zwei Reaktionskomponenten bei Prüfungsangst (Liebert & Morris, 1967; vgl. Darstellung in den Kapiteln 2.1 und 3.1).

70er Jahre

Die „kognitive Wende" der siebziger Jahre hat auch ihren Niederschlag im Bereich der Forschung zu Prüfungsängsten und ihrer Behandlung gefunden. Wine (1971) sowie I. B. Sarason und seine Arbeitsgruppe untersuchten situative und persönlichkeitspsychologische Aspekte von Prüfungsängsten auf der Grundlage eines kognitiven Störungsmodells („Cognitive-attentional"- oder „Interference"-Modell), dessen Kernannahme war, dass aufgabenirrelevante Aufmerksamkeit (beispielsweise Selbstkritik, Grübeln über Misserfolg) die Aufmerksamkeit und Konzentrationsfähigkeit auf Prüfungsinhalte reduziert und dadurch die Prüfungsleistung ungünstig beeinträchtigt wird. Entsprechend wurden in dieser Zeit als therapeutische Maßnahmen für Prüfungsängste vor allem auch kognitive Techniken (z. B. Aufmerksamkeitstraining, Stressimpfungstraining) eingesetzt.

80er Jahre

Ab den achtziger Jahren wurden bisherige Störungsmodelle weiter ausgearbeitet und spezifiziert. Neuentwicklungen kamen aus dem Bereich der Informationsverarbeitungstheorien und anderer kognitiver Ansätze (v. a.

Selbstkontrolltheorie, Selbstwirksamkeitsmodelle). 1980 gab Irwin B. Sarason ein erstes umfassendes Werk zum Stand der Forschung im Bereich Prüfungsangst heraus („Test anxiety: Theory, research and application"). Im selben Jahr wurde ein internationaler Verband, die „Society of Test Anxiety Research", gegründet, deren erster Präsident Charles D. Spielberger war. Die jährlichen internationalen Konferenzen des Verbands (heute „Stress and Anxiety Research Society") fanden an verschiedenen Orten in der Welt statt. Konferenzorte in Deutschland in den letzten 15 Jahren waren Düsseldorf (1997) und Halle (2005). Die Verbandszeitschrift „Anxiety, Stress and Coping" wurde von R. Schwarzer (Berlin) mit begründet.

Merke: Forschungshistorie der Prüfungsangst

Die Forschung zu Prüfungsangst hat ihre Wurzeln überwiegend im Bereich der Differentiellen und Persönlichkeitspsychologie. In der Klinischen Psychologie und Psychotherapie hat die Prüfungsangst bis heute weder im Forschungs- noch im Anwendungsbereich systematische, breite Aufmerksamkeit erfahren.

1 Beschreibung des Problembilds

Der folgende Abschnitt gibt einen Überblick über die Definition und Phänomenologie der Prüfungsangst sowie zur Erfassung und Verbreitung von Prüfungsängsten.

1.1 Bezeichnung

Uneinheitliche Begriffe

Nach den Kriterien der wichtigen Klassifikationssysteme für psychische Störungen DSM-IV (Diagnostic and Statistical Manual of Mental Disorders der American Psychiatric Association; dt. Version von Saß, Wittchen, Zaudig & Houben, 2003) und der von der Weltgesundheitsorganisation (Dilling & Freyberger, 2006) herausgegebenen „Internationalen statistischen Klassifikation der Krankheiten und verwandter Gesundheitsprobleme (ICD-10, Kapitel V)" gehören Prüfungsängste nicht explizit zu den dort definierten „Störungen mit Krankheitswert". Dies führt dazu, dass eine allgemein akzeptierte und damit verbindliche operationale Definition in der wissenschaftlichen Literatur nicht vorliegt. Der Begriff Prüfungsangst wird von unterschiedlichen Autoren und Arbeitsgruppen nicht einheitlich verwendet. Von manchen Autoren wird Prüfungsangst auch als „Leistungsangst" bezeichnet (z. B. Schwarzer, 2000), oder es wird in Anlehnung an die englische Terminologie von Testangst gesprochen. Im englischen Sprachraum wird fast ausschließlich der Begriff „test anxiety" genutzt, seltener findet man auch die Begriffe „exam anxiety" oder im Zusammenhang mit Ängsten vor evaluativen Leistungssituationen den Terminus „performance anxiety". Letztere wird – wie angedeutet – auch in verschiedenen Abwandlungen über Prüfungssituationen hinaus auf Leistungsängste, z. B. bei den darstellenden Künsten bezogen („musical performance anxiety"). Wir werden im Folgenden durchgängig den Begriff „Prüfungsangst" verwenden.

Merke:

Prüfungsangst bezeichnet als Begriff keine definierte Störungskategorie und wird in der Literatur nicht einheitlich verwendet.

1.2 Definition und Symptomatik

Eine der prägenden Figuren der Prüfungsangstforschung, Charles Spielberger (1972a, S. 14), beschreibt Prüfungsangst folgendermaßen: *„Personen mit starker Prüfungsangst lassen sich im Wesentlichen durch erlernte Gewohnheiten und Einstellungen beschreiben, die auch negative Selbstwahrnehmungen und Erwartungen einschließen. Diese Gewohnheiten und selbstabwertenden Haltungen begünstigen, dass prüfungsängstliche Personen Ängste und körperliche Reaktionen in Prüfungen und Bewertungssituationen erleben, und beeinflussen die Art und Weise, wie diese Ereignisse interpretiert werden und wie die Personen darauf reagieren"* (eigene Übersetzung).

Verschiedene Definitionen

Während in dieser Definition die verschiedenen psychologischen Ebenen des Erlebens und Verhaltens (erlernte Verhaltensweisen, Gefühle, physiologische Reaktionen und interpretierende Kognitionen) nur indirekt angesprochen werden, nehmen diese z. B. in der Definition von Hong (1998, S. 51) eine zentrale Stellung ein: *„Prüfungsangst ist ein komplexes, multidimensionales Konstrukt, welches kognitive, affektive, physiologische und Verhaltenskomponenten in Situationen umfasst, in denen jemand beurteilt wird"* (eigene Übersetzung).

Andere Autoren betonen jeweils einzelne Ebenen bzw. Faktoren stärker. So findet sich in der Definition von Schwarzer (2000) eine Betonung der individuellen Beurteilung der Leistungsanforderung durch eine Prüfung: *„Leistungsangst ist die Besorgtheit und Aufgeregtheit angesichts von Leistungsanforderungen, die als selbstwertbedrohlich eingeschätzt werden."* Ähnlich führt Küpfer (1997) aus, dass *„… Prüfungsangst sich vor allem angesichts von Leistungsanforderungen ein[stellt], die als selbstwertbedrohlich eingeschätzt werden. Zentrales Merkmal von Hochängstlichen ist dabei die Befürchtung, dass bestimmte Ereignisse in der Prüfung ihren Selbstwert herabsetzen oder schädigen könnten."* Eine Besonderheit einiger Definitionen liegt darin, dass sie in unterschiedlich explizitem Ausmaß Aussagen zur Ätiologie der Ängste machen, wie z. B. die Definitionen von Spielberger oder Schwarzer. Nachteil von bisherigen Definitionen ist, dass sie keine Hinweise darauf enthalten, wann oder ob Prüfungsängste unter klinisch-psychologischen Aspekten bedeutsam sind.

Die von uns vorgeschlagene Definition, die Grundlage dieses Textes ist, ist vornehmlich deskriptiv und enthält daher keine Annahmen zur Ätiologie der Problematik. Wir erachten jedoch die klinische Relevanz vorliegender Prüfungsängste als bedeutsam und schlagen daher vor, diesen Aspekt in der Definition zu berücksichtigen.

Definition: Prüfungsangst

In Anlehnung an die Definition von Salmon (1990) für Bühnenangst bei Musikern verstehen wir Prüfungsangst als „anhaltende und deutlich spürbare Angst in Prüfungssituationen und/oder während der Zeit der Prüfungsvorbereitung, die den Bedingungen der Prüfungsvorbereitung und der Prüfung selbst nicht angemessen ist. Die Angst äußert sich auf den Ebenen Verhalten, Emotion, Kognition und Physiologie. Klinisch relevante Prüfungsängste liegen vor, wenn die Ängste das alltägliche Leben und/oder den Ausbildungsverlauf bzw. das berufliche Weiterkommen deutlich beeinträchtigen".

Definition Prüfungsangst

Der in der Definition genannte Aspekt der Angemessenheit für die Interaktion zwischen Angst und Prüfungsbedingungen erscheint zunächst nicht klar genug. Durch die Abschätzung der Angemessenheit ermöglicht die Definition jedoch, dem möglichen Einfluss situativer Bedingungen der Prüfung und der Prüfungssituation Rechnung zu tragen. Beispielsweise kann eine starke Prüfungsangst angemessen sein, wenn sie im Zusammenhang mit einem Prüfer auftritt, der in den Prüfungen als extrem unberechenbar, willkürlich und abwertend gilt.

Symptome von Prüfungsängsten

Symptome der Prüfungsangst treten auf verschiedenen Ebenen des Erlebens und Verhaltens auf. Dabei kann – wie bei anderen Ängsten auch – sowohl interindividuell als auch intraindividuell von sehr unterschiedlichen Formen, Ausprägungsgraden sowie Kombinationen der Symptomatik ausgegangen werden. Jede Person erlebt Prüfungsängste anders; aber auch innerhalb einer Person können sich das Erleben und die Erfahrung von Prüfungsängsten je nach Prüfungssituation oder Prüfungsart, der Bedeutung der Prüfung, in Abhängigkeit von der Phase der Prüfungsvorbereitung oder auch mit den Erfahrungen über längere Zeit verändern und damit Intensität und Erscheinungsform der Prüfungsangst variieren.

Prüfungsängste gehen vor allem in der Vorbereitungsphase mit dauerhaft erhöhter mentaler und meist auch körperlicher Anspannung einher. Diese haben insgesamt oft den Charakter allgemeiner Stresssymptome. Zu diesen gehören in erster Linie Konzentrationsschwierigkeiten, Probleme mit der beruflichen Arbeit oder dem Studium, Probleme mit der Prüfungsvorbereitung sowie mit der Organisation anderer Alltagsaufgaben, aber auch emotionale Reaktionen wie Gereiztheit, Niedergeschlagenheit und Antriebslosigkeit, erhöhte Schreckhaftigkeit, Schlafstörungen und zusätzliche somatische Probleme.

Zugeordnet zu den vier Modalitäten Emotionalität, Kognition, Physiologie und Verhalten werden im Folgenden typische und häufige Symptome bzw. Reaktionen bei Prüfungsängsten beschrieben. Dabei gehört – ähnlich wie bei anderen klinischen Problemen – die hohe Interdependenz und damit mitunter eine große Überlappung bei der Zuordnung von Symptomen zu Modalitäten zur „Natur der Sache".

1.2.1 Emotionale Ebene

In der Prüfungssituation selbst ist das zentrale Gefühl meist eine starke Angst, die oft mit panikartigen Reaktionen bzw. Zuständen einhergehen kann. Auf der physiologischen und kognitiven Ebene gehören zu diesen Ängsten (siehe unten) eine starke physiologische Erregung, z. B. erkennbar an starkem Herzklopfen, Schwitzen und starker Muskelanspannung, das Auftreten von Katastrophengedanken oder das Gefühl der „Leere". Derartige Angstreaktionen sind auch in Vorbereitungsphasen zu Prüfungen sehr häufig. Neben spezifischen Prüfungsängsten sind als weitere Gefühle Verzweiflung, Niedergeschlagenheit und Hoffnungslosigkeit sowie umfassende Versagens- und Minderwertigkeitsgefühle oft vorhanden.

Vor allem die zuletzt genannten Emotionen haben einen hohen selbstreflexiven (kognitiven) Anteil. Dies verdeutlicht, dass zur inhaltlichen Charakterisierung von Emotionen auf jeden Fall eine kognitiv-interpretative Komponente gehört. Umgekehrt sind die im Folgenden genannten kognitiven Elemente von Prüfungsangst in der Regel mit charakteristischen, den Inhalten der Gedanken entsprechenden Emotionen verbunden.

1.2.2 Kognitive Ebene

In Situationen, in denen Angstgefühle überwiegen, beschreiben Betroffene häufig intensive Katastrophengedanken oder aber eine Art „Leere im Kopf". Typischerweise richten sich Gedanken auf negative Aspekte der Situation oder der angenommenen Folgen der Situation, z. B. darauf, dass der Prüfer schwere Fragen stellen könnte oder dass während der Prüfung starke und unangenehme körperliche Symptome auftreten könnten, die als nicht kontrollierbar erlebt werden. Als langfristige Folgen von Prüfungsangst und dem befürchteten Prüfungsversagen werden beispielsweise befürchtet, dass eine nicht bestandene Prüfung das Ende einer Karriere bedeutet, dass das gesetzte Berufs- oder Ausbildungsziel „nie" erreicht wird und dass das antizipierte Scheitern einen „klaren Beweis" für „absolute Unzulänglichkeit" und „kolossales Versagen" darstellt. Auch die erwartete Enttäuschung wichtiger Bezugspersonen sowie die Scham über das antizipierte Versagen spielen eine wichtige Rolle. Darüber hinaus sind auf der Ebene der Überzeugungen und Pläne überdauernde Denkmuster erkennbar. Hierzu gehören beispielsweise grundsätzliche Zweifel an der eigenen Kompetenz und Leistungsfähigkeit („Ich bin einfach ein absoluter Versager"; „Ich werde es niemals schaffen"). Hinsichtlich des antizipierten Verlaufs von Prüfungen stehen besonders Befürchtungen über das Auftreten plötzlicher „Blockaden" im Vordergrund. Betroffene beschreiben diese als plötzlich auftretende „Leere", verbunden mit akuten Versagenskognitionen

Typische Denkmuster

(„das war es jetzt"; „jetzt kannst du einpacken") sowie dem Erleben der Unfähigkeit, die gestellten Fragen des Prüfers zu verstehen.

Die Präsenz solcher oder ähnlicher Gedanken führt meist zu Problemen mit der notwendigen Konzentration auf die eigentlichen Lerninhalte, auf die Inhalte des Gesprächs mit dem Prüfer oder die Inhalte der schriftlich gestellten Aufgabe.

1.2.3 Physiologische Ebene

Auf der körperlichen Ebene treten Empfindungen und Symptome auf, die typisch für Ängste und akute Stressreaktionen sind. Hierzu gehören insbesondere sympathische und parasympathische Aktivierungsreaktionen, vor allem starkes Herzklopfen, verstärktes Schwitzen, erhöhte Atemfrequenz mit Mundtrockenheit, erhöhte Magen-, Darm- und Blasenaktivierung einhergehend mit erhöhtem Harn- oder Stuhldrang und auch Übelkeit. Weiterhin sind Zittern, vor allem der Hände und Beine, sowie das Auftreten von körperlichen Schwächegefühlen („weiche" Knie) charakteristisch. Nicht immer werden diese Symptome von Betroffenen in distinkter Form berichtet. Oft schildern Prüfungsängstliche begleitende körperliche Symptome diffuser – etwa als „flaues Gefühl im Magen", „Kloß im Hals", „Druck auf der Brust" oder allgemeine Schwächegefühle, manchmal mit Schwindel und/oder sensorischen Wahrnehmungsstörungen verbunden („Ich habe die Stimme des Prüfers nur noch ganz entfernt gehört"). Die sensorischen Beeinträchtigungen können bei starken Ausprägungen durchaus den Charakter einer Derealisation oder Depersonalisation annehmen.

Stressreaktionen

Zu physiologischen Stressreaktionen gehören im Weiteren die Konstriktion der Blutgefäße, einhergehend mit erhöhtem Blutdruck und geringerer Durchblutung der Extremitäten, was zur temporären Reduktion der peripheren Blutversorgung führen kann. Die Folgen davon sind Blutleere in Händen und Beinen und oft eine Erniedrigung der Körpertemperatur in der Körperperipherie, was kalte Hände und Füße zur Folge haben kann. Endokrinologisch gehen Stressreaktionen mit einer Aktivierung der Hypothalamus-Hypophysen-Nebennierenrinde-Achse und damit einer verstärkten Ausschüttung von Katecholaminen (Adrenalin und Noradrenalin) einher. Alles in allem kann akute Prüfungsangst physiologisch auch als „Fight-flight"-Reaktion gekennzeichnet werden, wie sie schon früh im 20. Jahrhundert vom amerikanischen Physiologen Walter Cannon beschrieben wurde.

Außerhalb von akuten Phasen der Prüfungsangst können jedoch ebenso physiologische Reaktionen beobachtet werden, die denen bei akutem Stress gegenläufig sind. Inaktivität, Konzentrationsprobleme („Leere im Kopf"), Schlaflosigkeit, Grübeln, Einschränkung der Motivation und motorische und kognitive Inaktivität können Symptome sein, die im Zusammenhang mit (länger andauernden) Prüfungsängsten auftreten, eher aber denen einer depressiven Episode ähnlich sind oder gar die Kriterien einer solchen erfüllen. Physiologische Korrelate sind hierbei eine erhöhte Cortisolkonzentration im Blut sowie Störungen vor allem des serotonergen, noradrenergen und dopaminergen Systems.

Die deutlich unterschiedlichen physiologischen Reaktionsmuster bei Personen mit Prüfungsängsten lassen es nicht verwunderlich erscheinen, dass verfügbare Forschungsbefunde zur Psychophysiologie bei Prüfungsängsten keine eindeutigen Reaktionsmuster erkennen lassen: hoch und niedrig prüfungsängstliche Personen lassen sich – außerhalb von Prüfungssituationen – auf der Basis physiologischer Parameter nicht zuverlässig voneinander unterscheiden (siehe zusammenfassend Zeidner, 1998; S. 41 f.).

Studien zu psychoendokrinologischen und psychoneuroimmunologischen Faktoren von Prüfungsbelastungen wurden fast ausschließlich an Studierenden der Medizin durchgeführt. Dabei wurden entweder verschiedene Phasen der Prüfungszeiträume (vor, während und nach Prüfungen) oder Probanden mit unterschiedlich starken Prüfungsängsten verglichen. Hinsichtlich endokrinologischer Parameter zeigen Befunde einiger Studien einen Zusammenhang zwischen der Cortisolkonzentration im Blutplasma (als Indikator endokriner Stressreaktionen) und subjektiv erlebtem Prüfungsstress sowie invers mit dem Prüfungserfolg (Herbert, Moore, de la Riva & Watts, 1984). Verlaufsstudien von der Arbeitsgruppe um Kiecolt-Glaser und Glaser (Kiecolt-Glaser et al., 1984) sowie Halvorsen und Vassend (1987) weisen zudem auf eine Verringerung der Immunkompetenz bei Personen in Prüfungsphasen hin.

1.2.4 Verhaltensebene

Es können zwei zentrale, verhaltensbezogene Aspekte, die im Zusammenhang mit Prüfungsängsten stehen, unterschieden werden:

1. Ungünstige Strategien beim Vorbereiten von Prüfungen (ungünstige Lernstrategien) und
2. Vermeidungsverhalten, bezogen auf
   (a) die Zeit der Vorbereitung für die Prüfung,
   (b) die Prüfungssituation selbst.

Hinsichtlich der Art und Weise der Prüfungsvorbereitung kann eine Reihe von Defiziten bzw. ungünstigen Strategien unterschieden werden. Einige Personen mit Prüfungsangst versuchen, ihre Ängste durch sehr exzessives Lernen und Arbeiten zu reduzieren. Problematisch sind dabei vor allem ungünstige Lernstrategien, wie z. B. eine zu detaillierte Aufarbeitung des Lernstoffs, die fehlende Organisation von Wissen, zu wenige Zusammenfassungen oder der zu geringe Nutzen von Gedächtnistechniken (vgl. Mandl & Friedrichs, 2006).

Vermeidung

Sehr häufig spielen bei Prüfungsängsten Vermeidungsstrategien eine wichtige Rolle. Prüfung und Prüfungsvorbereitung sind stark angstbesetzt, und damit können durch Vermeidung von Aktivitäten, die mit der Prüfung zu tun haben, diese Anspannung und die Angst über einen gewissen Zeitraum reduziert werden. Daraus resultiert, dass beispielsweise mit den Prüfungsvorbereitungen zu spät begonnen wird und damit die Zeit für eine gründliche Vorbereitung nicht mehr ausreicht. Die Vermeidungstendenzen zeigen sich auch häufig während der Prüfungsvorbereitungen: die Betroffenen schieben das Lernen vor sich her (Prokrastination) oder lassen sich schnell durch andere Tätigkeiten ablenken. Unangemessene Lern- und Vorbereitungsstrategien sind damit eine Hauptproblematik hinsichtlich des Verhaltens bei Prüfungsängsten.

Das komplette Vermeiden von Prüfungen bzw. das Absagen eines bereits vereinbarten Prüfungs- oder Vorstellungstermins ist sicherlich die „dramatischste" und oft auch folgenschwerste Verhaltensweise im Zusammenhang mit Prüfungsängsten. Die meisten der Betroffenen verspüren zumindest den Wunsch, die Prüfung zu vermeiden. Kurzfristig lassen dann die Prüfungsängste nach. Da dem Wunsch der Angstreduktion durch Vermeidung jedoch in der Regel ein anderes Ziel – also das Bestehen der Prüfung oder das Erreichen eines Ausbildungsziels – entgegensteht, wird dem Vermeidungswunsch dann nachgegeben, wenn die Angstreduktion wegen der gegebenen Stärke der Angst das zum gegebenen Zeitpunkt wichtigere Ziel darstellt.

Merke: Phänomenologie von Prüfungsängsten

Prüfungsängste zeigen sich auf den vier Ebenen des Verhaltens und Erlebens:

- *Gefühle:* Angstgefühle, aber auch Niedergeschlagenheit, Hoffnungslosigkeit, Verzweiflung, Ärger
- *Gedanken:* katastrophisierende Gedanken, z. B. bezüglich der Folgen einer suboptimalen Prüfungsleistung; selbstabwertende Gedanken
- *Physiologische Reaktionen:* Aktivierungs- und Stressreaktionen
- *Verhaltensweisen:* Aufschiebe- und Vermeidungstendenzen

Typologie von Prüfungsängsten

Mit dem Ziel, unterschiedliche Erlebens- und Verhaltensweisen von Personen mit Prüfungsängsten zu unterscheiden bzw. zu kategorisieren, haben verschiedene Autoren Typen oder Prototypen von Prüfungsängstlichen postuliert. Diese Typologien sind jedoch empirisch nur in geringem Ausmaß systematisch untersucht, haben aber dennoch die Funktion, ggf. die Beratung oder die psychotherapeutische Behandlung entsprechend der „Typen" auf die Konstellation der Problematik auszurichten. Der wissenschaftliche und klinische Nutzen solcher Typologien ist daher kritisch zu prüfen. Die exemplarische Darstellung der folgenden Typologie kann jedoch in dem Sinne hilfreich und informativ sein, dass sie diagnostisch und therapeutisch hilft, den Blick auf möglicherweise weniger beachtete Komponenten der Prüfungsangst zu richten. Beispiele dafür sind die Betonung von Perfektionismus bei entsprechenden Personen oder das Fehlen basaler Lern- und Studierfähigkeiten.

Mit dem Hinweis, dass die Erscheinungsweisen von Prüfungsängsten einer großen Varianz unterliegen, unterscheidet Zeidner (1998) auf der Basis bisheriger Konzepte sechs Subtypen von Prüfungsängstlichen. Sie werden vom Autor jedoch nicht als distinkte Kategorien verstanden, sondern können – jeweils mit Betonung unterschiedlicher Anteile – auch in Kombinationen auftreten. Tabelle 1 fasst die postulierten charakteristischen Merkmale zusammen:

Tabelle 1: Merkmale einzelner „Typen" von Prüfungsängstlichen nach Zeidner (1998; S. 52 ff.):

Gruppe	Beschreibung
Fehlende oder gering ausgebildete Lernfertigkeiten	– Geringes (Fach-)Wissen und/oder gering ausgeprägte Fertigkeiten in den Bereichen Wissensaufnahme, Lerntechniken und Wissensabruf
Durch Angst Blockierte	– Studierfertigkeiten und notwendiges Wissen sind vorhanden – Wegen der starken Ängste ist das Wissen jedoch in der Prüfungssituation nicht oder nur begrenzt abrufbar (blockiert)
Resignierte	– Geringe Studierfertigkeit in Kombination mit geringer akademischer Eignung – Sehen sich in der Rolle des Versagers – Versagen wird antizipiert – Mehrfache Erfahrung von Versagen – Gefühle der Unzulänglichkeit führen zu Ängsten, Sorgen und Grübeln bezüglich der Prüfungsanforderungen
Misserfolgs-vermeider	– Prüfungserfolg ist zur Erhaltung des Selbstwerts unabdingbar – Umfassende und z. T. exzessive Vorbereitung, dadurch temporäre Stabilisierung des Selbstwertgefühls – Antizipierter Misserfolg ist extrem bedrohlich und löst daher starke Ängste aus.
Boykotteure	– Behinderung guter Leistungen in Prüfungssituationen durch Prüfungsangst dient als saliente Erklärung für mögliches Versagen – Angstsymptome fungieren als interpretativer Selbstschutz für Versagen
Dysfunktionale Perfektionisten	– Hohe Standards bezüglich eigener (akademischer) Leistungen – Exzessives, „streberhaftes" Arbeitsverhalten – Anerkennung nur absolut bester (eigener) Leistungen – Starke, andauernde Empfindung von Unterlegenheit und Minderwertigkeit – Hohes Maß an Selbstkritik – Dauerhafte Unzufriedenheit mit den eigenen Leistungen, gemessen entweder an eigenen Standards oder an den erwarteten Standards anderer

Merke:

Die Betrachtung verschiedener Subtypen von Prüfungsängsten kann hilfreich sein, um Unterschiede zwischen Betroffenen besser einordnen zu können. Die Subtypen sind jedoch nicht empirisch begründet und auch nicht als sich ausschließende Kategorien zu verstehen, sondern vielmehr als mögliche Ausprägungen einer individuellen Symptomatik.

1.3 Häufigkeit von Prüfungsängsten

Es gibt nur sehr wenige Studien zur Häufigkeit

Obwohl Prüfungsängste übereinstimmend als häufiges Phänomen bezeichnet werden, existieren erstaunlicherweise nicht viele Studien, die konkrete Angaben zur Häufigkeit von Prüfungsängsten machen. Als Grundproblem kann dabei sicher das Fehlen einer einheitlichen Definition sowie eines übereinstimmend akzeptierten Messinstruments mit Vergleichswerten gesehen werden. Dies führt dazu, dass Studien nur schwer vergleichbar sind. Des Weiteren erschweren geringe Rücklaufquoten die Generalisierung der Ergebnisse auf die Gesamtpopulation.

Tabelle 2 bietet einen Überblick über Studien zur Häufigkeit von Prüfungsängsten, die mit theoretisch abgeleiteten Grenzwerten bzw. über direkte Fragen diejenigen Personen auswählen, die über besonders stark ausgeprägte Ängste berichten.

Selbst bei den primär auf Häufigkeitsangaben fokussierten Studien im Bereich der Prüfungsängste bei Studierenden wird deutlich, wie methodische Variationen, wie z. B. die Einführung eines Belastungskriteriums, die Häufigkeitsangaben beeinflussen. Die beiden größten Studien, die die Angaben zur Prüfungsangst im Rahmen einer viel umfassenderen Befragung zur Lage der Studierenden erhoben (BMBF, 2004; 2007), fragen zudem nicht nach dem Ausmaß von Prüfungsängsten, sondern gezielt nach dem Beratungsbedarf.

Im Bereich der Häufigkeit von Prüfungsängsten bei Schülern variieren die Angaben sehr stark, zum Teil fehlen hier Angaben zu den genutzten Instrumenten. Ein spezifischer Zeitbezug für die Prüfungsängste wird in den Studien nicht formuliert, sondern nach dem generellen Umgang mit Prüfungen und Prüfungsängsten gefragt.

Methodische Probleme

Bei der Betrachtung der Studien sind eine Reihe methodischer Probleme offensichtlich:

- Viele Studien wurden nur an kleinen Stichproben durchgeführt.
- Die Rücklaufquote wird nicht berichtet oder ist problematisch niedrig.
- Die aufgeführten Studien verwendeten unterschiedliche Operationalisierungen für Prüfungsangst, was eine Vergleichbarkeit der Ergebnisse sehr erschwert.

Tabelle 2: Häufigkeit von Prüfungsängsten (PA) bei Studierenden und Schülern

	Quelle	Jahr	N	Indikator für PA	Instrument	Häufigkeit PA
Studierende	Bundesministerium für Bildung und Forschung, 2004	2003	21 424 Rücklaufquote: 41.6 %	Frage zum Beratungsbedarf bezüglich Prüfungsangst	–	14 %; 11 % Männer, 17 % Frauen
	Chapell et al.	2005	5 414 Rücklaufquote: 97.5 %	TAI-Score eine SD über MW der Normstichprobe	TAI	11.6 %
	Bundesministerium für Bildung und Forschung, 2007	2006	16 590 Rücklaufquote: 30.7 %	Frage zum Beratungsbedarf bezüglich Prüfungsangst	–	13 %; 11 % Männer; 16 % Frauen
	Fehm & Priewe	2008	489 Rücklaufquote: 93 %	TAI Score eine SD über MW der Normstichprobe und Selbstbericht von deutlicher Beeinträchtigung oder Belastung, sowie Absage mind. 1 Prüfung	TAI-G	5.3 %
Schüler	Beidel, Turner & Trager	1994	195	Cut-off für TASC (Score ≥ 16 = PA)	TASC	41 % (davon 38 % weiße und 52 % afroamerikanische)
	McGuire, Mitic & Neumann	1987	1 648	unklar	unklar	22 %
	Zech	1977	491	unklar	AFS	34 % hohe PA, 51 % sehr große manifeste Angst, 52 % sehr starke Schulangst

Abkürzungen: TAI: Test Anxiety Inventory (Spielberger, 1980); TAI-G: Test Anxiety Inventory – German version (Hodapp, 1991); TASC: Test Anxiety Scale for Children (Sarason, Davidson, Frederick & Waite, 1960); AFS: Angstfragebogen für Schüler (Wieczerkowski, Nickel, Janowski, Fittkau & Rauer, 1974)

Merke:

Da es keine einheitlich festgelegten Kriterien für ein starkes Ausmaß an Prüfungsangst gibt, schwanken die Angaben zur Zahl hoch prüfungsängstlicher Personen stark. Zusätzlich wiesen einige Studien deutliche methodische Schwächen auf. Eigene Daten, die neben einem Fragebogenmaß auch Angaben zur individuellen Beeinträchtigung einbezogen, zeigen, dass 5 % einer Berliner Studierendenstichprobe unter starken Prüfungsängsten leiden.

Geschlechtsunterschiede

In der überwiegenden Zahl von Studien werden Geschlechtsunterschiede dahingehend festgestellt, dass weibliche Personen stärkere Ausprägungen von Prüfungsangst berichten als männliche (z. B. Chapell et al., 2005; Zeidner; 1990; siehe auch die Metaanalysen von Hembree, 1988, und Seipp & Schwarzer, 1996). Die Effektstärken für den Geschlechtsunterschied bewegen sich im mittleren Bereich (zwischen d = .25 und .50). Der Geschlechtsunterschied ist damit für Prüfungsängste etwas weniger stark ausgeprägt als bei anderen Ängsten. Wie auch bei der Beurteilung von Geschlechtsunterschieden hinsichtlich der Prävalenz von sonstigen Ängsten und Phobien muss bei der Interpretation der Befunde für Prüfungsängste berücksichtigt werden, dass für diese Unterschiede zwei oder die Kombination von zwei Gründen möglich erscheinen: (a) Frauen erleben tatsächlich mehr Prüfungsängste oder (b) sie berichten offener über ihre Ängste als Männer.

Beratungs- und Behandlungsbedarf

Berichte aus Beratungsstellen legen nahe, dass der Anteil Studierender, der sich mit dem Problem Prüfungsangst an eine hochschulnahe Beratungsstelle wendete, in den letzten Jahren deutlich zugenommen hat (siehe z. B. Bakman, 2003). Holm-Hadulla, Hofmann, Sperth und Funke (2009) berichten, dass die Häufigkeit von Prüfungsängsten bei Beratungssuchenden einer Studentenberatungsstelle von 37 % und 38 % in den Jahren 1993 und 1998 auf 56 % im Jahr 2007/2008 angestiegen war.

Offen bleibt jedoch, ob tatsächlich die Häufigkeit von Prüfungsängsten zugenommen hat oder ob z. B. durch veränderte Studiengänge und einen erhöhten beruflichen Erfolgsdruck eher die Zahl derer zugenommen hat, die wegen dieses Problems professionelle Hilfe suchen. Auch hier schwanken die Angaben stark. Nach der jüngsten Erhebung des Bundesministeriums für Bildung und Forschung an über 16 500 Studierenden aus etwa 250 verschiedenen Hochschulen lag der Beratungsbedarf bei deutschen Studierenden aufgrund von Prüfungsangst im Jahr 2003 bei 14 %, im Jahr 2006 jedoch nur bei 13 % (BMBF, 2007).

Der Bericht zur wirtschaftlichen und sozialen Lage der Studierenden in der Bundesrepublik Deutschland (BMBF, 2004) zeigt, dass Studierende höherer Semester verstärkt Beratungsangebote in Anspruch nehmen. So steigt beispielsweise der Beratungsbedarf für Prüfungsängste von ca. 10 % der befragten Studierenden im ersten und zweiten Semester auf über 20 % der Studierenden, die im 15. Fachsemester oder höher studieren.

Die höhere Anzahl von prüfungsängstlichen Studierenden in hohen Semestern dürfte allerdings zum Teil auch auf die dann relevante Selektion von Studierenden zurückzuführen sein, da bei diesen Studierenden motivationale oder leistungsbedingte Probleme mit dem Studium häufiger vorhanden sind als bei schnell und erfolgreichen Studierenden. Damit kann von einer Konfundierung der Variablen Studiendauer und Studienprobleme (inklusive Prüfungsangst) ausgegangen werden.

Merke:

Wie bei anderen Ängsten sind auch bei Prüfungsängsten Frauen häufiger betroffen als Männer. Wie viele der Betroffenen einen Beratungs- oder Behandlungsbedarf aufweisen, kann aufgrund der aktuell vorliegenden Daten nur mit einer großen Schwankungsbreite beziffert werden, die zwischen 5 und 20 % der Studierenden liegt.

1.4 Verlauf und Prognose

Konsequenzen von Prüfungsängsten

Da Prüfungen in der Regel über die Ausbildungszeit bzw. Berufstätigkeit hinweg seltener werden, darf angenommen werden, dass sich in vielen Fällen das Problem „von selbst“ löst und zwar prinzipiell dadurch, dass eine Ausbildung abgebrochen wird oder aber die notwendigen Prüfungen letztlich doch absolviert werden und das Prüfungsziel erreicht ist. Systematische Studien über den unbehandelten Verlauf von Prüfungsängsten liegen jedoch nicht vor. Einen Hinweis auf mögliche Konsequenzen klinisch relevanter Prüfungsangst können epidemiologische Daten zu Personen mit sozialen Phobien liefern: Betroffene Personen haben unabhängig vom Intelligenz- und Bildungsniveau niedriger qualifizierte berufliche Positionen inne als Personen ohne soziale Phobie (Bruch, Fallon & Heimberg, 2003; Patel, Knapp, Henderson & Baldwin, 2002). Dieser Befund könnte dadurch erklärt werden, dass Personen mit starken sozialen Ängsten – und wahrscheinlich auch Prüfungsängsten – auf den Abschluss von Aus-, Fort- und Weiterbildungen verzichten und vergleichsweise geringer qualifizierte Positionen anstreben. Dies ist plausibel, da höher qualifizierte Positionen häufiger mit mehr Situationen verbunden sind, die soziale Ängste auslösen können, wie z. B. die Prüfungen und umfangreichen Bewerbungsprozeduren selbst, das Leiten von Mitarbeiterbesprechungen, die Teilnahme an Schulungen oder die Wahrnehmung von umfassender Personalverantwortung.

1.5 Diagnostische und differenzialdiagnostische Einordnung

In keinem der beiden aktuellen Klassifikationssysteme für psychische Störungen (DSM-IV-TR bzw. ICD-10) ist Prüfungsangst als eigene diagnostische Kategorie aufgeführt. Beide Kompendien erwähnen jedoch Prüfungsängste an unterschiedlichen Stellen. Das DSM-IV-TR erwähnt Prüfungsangst im Rahmen der Sozialen Phobie: „Prüfungsangst, Lampenfieber und Schüchternheit in sozialen Situationen mit fremden Personen sind weit verbreitet und sollten nicht als Soziale Phobie diagnostiziert werden, es sei denn die Angst oder Vermeidung führt zu einer klinisch bedeutsamen Beeinträchtigung und starker Belastung" (Saß et al., 2003; S. 479). Die ICD-10 nimmt auf Prüfungsängste im Rahmen der spezifischen Phobie Bezug, indem Examensangst als Beispiel einer spezifischen Phobie genannt wird (Dilling & Freyberger, 2006; S. 152). Im Fall einer umgrenzten Prüfungsangst würde entsprechend des DSM-IV-TR die Diagnose einer Sozialen Phobie (ICD-10 F40.1; DSM-IV: 300.23), nicht generalisierter Subtyp vergeben, entsprechend des ICD-10 die Diagnose einer Spezifischen Phobie (F40.2; DSM-IV: 300.29).

Prüfungsangst als Soziale oder Spezifische Phobie

Hinsichtlich der Definition von Ängsten allgemein werden in beiden Klassifikationssystemen folgende bestimmende Aspekte genannt:

- Die Ängste sind von körperlichen Symptomen begleitet, wie z. B. Schwitzen, starkes Herzklopfen, Hitzewallungen, Übelkeit, Schwindelgefühle, die bis zum Erscheinungsbild einer Panikattacke gehen können.
- Die Angstsymptome lösen das Bedürfnis aus, die Situation zu verlassen oder zu vermeiden.

Unterschiede zwischen DSM-IV und ICD-10 bestehen in Bezug darauf, wie spezifisch die Symptomatik in entsprechenden Situationen auftritt. Bei der Diagnose einer Spezifischen Phobie nach ICD-10 wird das Auftreten von Ängsten in einem umschriebenen Kontext bzw. einer spezifischen Situation verlangt, in der die gefürchtete Situation nahezu immer eine starke Angstreaktion hervorruft. Dieses Kriterium würde bei einer Prüfungsangst erfüllt. Nach dem System des DSM wird bei der Diagnose einer Sozialen Phobie auf die Situationsspezifität der Ängste nur indirekt eingegangen. Klinisch bedeutsame Prüfungsangst – so sie bei einer Person als alleinige Angst distinkt auftritt – wird nach DSM als (nicht generalisierte) Soziale Phobie diagnostiziert. Die diagnostischen Kriterien für eine Soziale Phobie implizieren weiterhin, dass die zentrale Befürchtung bei der Prüfungsangst in einer umfassenden Angst vor negativer Bewertung durch andere besteht, während die diagnostischen Kriterien bei einer spezifischen Phobie nach ICD-10 keine vergleichbaren situationsübergreifenden Befürchtungen vorsehen.

ICD versus DSM

In der Fachliteratur wird aktuell diskutiert, ob spezifische soziale Phobien, wie z. B. Redeängste oder eben auch Prüfungsängste, nicht zutreffender als spezifische Phobie klassifiziert werden sollten. Einige Studien unterstützen diese Position empirisch. So fassen Blöte, Kint, Miers und Westenberg (2009) zusammen, dass sowohl qualitative als auch quantitative Unterschiede zwischen der generalisierten Form der Sozialen Phobie (nach DSM-IV) und spezifischen Ängsten in sozialen Situationen (z. B. Redeangst) bestehen. Epidemiologische und klinische Studien finden zwischen ausschließlich redeängstlichen Personen und Personen mit generalisierter Sozialer Phobie vor allem Unterschiede in Beeinträchtigungs- und Belastungsvariablen, die ein Kontinuumsmodell zwischen umschriebenen und eher generalisierten sozialen Ängsten nahelegen. Studien, die Verhaltensdaten berücksichtigen, finden jedoch auch qualitative Unterschiede zwischen Redeängstlichen und Subgruppen mit sozialen Ängsten, z. B. hinsichtlich der Angstverläufe bei Konfrontationen (Coles & Heimberg, 2000) oder hinsichtlich des Mangels an sozialer Kompetenz in sozialen Situationen (Chambless, Fydrich & Rodebaugh, 2008). Insgesamt schließen Blöte et al. (2009) in ihrer Übersichtsarbeit, dass die empirische Befundlage eher für die Existenz einer distinkten Gruppe der Redeängstlichen spricht, die nicht adäquat als lediglich schwach ausgeprägte Soziale Phobie beschrieben werden sollte. Es liegt nahe, dass dies auch auf den Bereich der Prüfungsängste übertragen werden kann.

Die Relevanz der differenzialdiagnostischen Überlegungen zur Unterscheidung zwischen spezifischer Phobie oder Sozialer Phobie zeigt sich auch hinsichtlich unterschiedlicher Behandlungsansätze bei diesen beiden Störungen. Bei der Behandlung sozialer Phobien werden in deutlich stärkerem Ausmaß kognitive Aspekte und Aspekte der sozialen Kompetenz in den Vordergrund gestellt, während für die spezifische Phobie als Methode der Wahl in der Regel In-Vivo-Konfrontationsverfahren empfohlen werden (Hamm, 2005; Stangier, Heidenreich & Peitz, 2003).

Merke:

Die beiden kognitiven Aspekte der Angst vor Bewertung durch andere und die antizipatorische Versagensangst sind zentrale Kennzeichen von Prüfungsängsten. Da die diagnostischen Kriterien für Soziale Phobie diese Bewertungsangst beinhalten, plädieren wir – bei Vorliegen der allgemeinen Kriterien für die Feststellung psychischer Störungen sowie der weiteren Kriterien für Soziale Phobie – für die diagnostische Einordnung von klinisch bedeutsamen Prüfungsängsten als (nicht generalisierte, distinkte) Soziale Phobien. Dies impliziert, dass bei der psychotherapeutischen Behandlung bzw. in der Beratung bei Prüfungsangst kognitiven Interventionen eine bedeutsame Rolle zukommt (vgl. Kapitel 4).

1.6 Komorbidität

Häufig weitere Ängste

Da Prüfungsangst keine distinkte diagnostische Kategorie ist, liegen keine spezifischen Daten über die Komorbidität mit anderen psychischen Störungen vor. Für eine entsprechende Interpretation vorliegender epidemiologischer Daten wäre zudem zunächst eine Differenzierung der vergebenen Diagnose (Soziale Phobie oder Spezifische Phobie) in dem Sinne notwendig, ob sie Fälle mit der Diagnose Prüfungsängste beinhaltet und ggf. in welchem Umfang. Diese Differenzierung wird jedoch in vorliegenden Studien nicht vorgenommen.

Betrachtet man die Komorbidität von Sozialer Phobie mit anderen psychischen Störungen, zeigt sich, dass Soziale Phobien besonders häufig zusammen mit anderen Angststörungen, mit depressiven Störungen und Suchterkrankungen vorkommen: So tritt bei über 50 % der Personen mit einer Sozialen Phobie innerhalb ihrer Lebenszeit eine weitere Angststörung auf, häufig eine spezifische Phobie oder Agoraphobie. Bei den affektiven Störungen treten vor allem Depressionen gehäuft mit der Sozialen Phobie auf, bei den Süchten wurde vor allem die Verbindung zu einem erhöhtem Alkoholkonsum gefunden (Fehm & Wittchen, 2004). Da die Grundmuster der Problematik bei Prüfungsängsten ähnlich der bei Sozialen Phobien sind, kann davon ausgegangen werden, dass bei Prüfungsängsten ähnliche Zusammenhangsmuster anzunehmen sind.

1.7 Diagnostische Verfahren

Fragebögen zu Prüfungsangst

Vorliegende diagnostische Verfahren zur Erfassung von Prüfungsangst erfassen – je nach theoretischem Konzept und Operationalisierung – unterschiedliche Schwerpunkte und Inhalte. Die konkreten Operationalisierungen von Prüfungsängsten sind dabei praktisch ebenso vielfältig wie die Zahl der verfügbaren Inventare. Wegen des Fehlens übereinstimmender diagnostischer Kriterien für die kategoriale Feststellung klinisch relevanter Prüfungsängste wurden bisher auch keine klinisch-diagnostischen Interviews entwickelt. Prüfungsängste werden daher in der Regel mittels Fragebogenverfahren erfasst.

Bei einer systematischen Recherche der bis zum Jahr 2006 vorliegenden Publikationen konnten wir 22 Fragebogenverfahren identifizieren, die sich auf Prüfungsangst bzw. einzelne Aspekte davon beziehen. Sieben davon beziehen sich auf Prüfungsangst bei Schülerinnen und Schülern[1]. Manche Verfahren sind auf spezifische Inhalte bezogen (z. B. die Mathematics Anxiety Rating Scale; Richardson & Suinn, 1972) oder untersuchen einzelne Aspekte von Prüfungsangst (z. B. Skala für schulbezogene Selbstwirksamkeitserwartung; Jerusalem & Satow, 1999).

Viele Inventare haben jedoch einen sehr ähnlichen Fokus auf Prüfungsangst im Allgemeinen. Neuere Verfahren unterscheiden auch verschiedene Komponenten der Prüfungsangst, wie z. B. die verschiedenen Erlebens- und Verhaltensebenen oder Sorgen und Emotionalität (z. B. „Reactions-To-Tests Scale“; „oder „Career Thoughts Inventory“).

1 Eine Übersicht der Verfahren kann bei den Autoren angefordert werden. Wir danken Frau Dipl.-Psych. Annika Seehausen für ihre Unterstützung bei der Erstellung dieser Übersicht!

Auch die psychometrischen Eigenschaften vieler Inventare sind mindestens zufriedenstellend, oft aber gut. Die Vielzahl von Instrumenten kann daher also nicht damit erklärt werden, dass es fortlaufenden Verbesserungsbedarf gab. Vielmehr scheint uns das Fehlen einheitlicher diagnostischer Kriterien dazu geführt zu haben, dass unterschiedliche Arbeitsgruppen eigene Instrumente entwickelten. Unser Vorschlag für die Fragebogendiagnostik findet sich im Kapitel 3 (vgl. Seite 27 ff.).

Merke:

Prüfungsängste werden in der Regel mit Hilfe von Fragebögen erfasst. Die vielen unterschiedlichen derzeit vorliegenden Fragebogenverfahren sehen aber in der Regel keine Cut-off-Werte für klinisch relevante oder behandlungsbedürftige Prüfungsängste vor. Ein standardisiertes, klinisch-psychologisches Interview zur Erfassung behandlungsrelevanter Prüfungsängste wurde bisher nicht entwickelt.

2 Störungstheorien und -modelle

2.1 Funktionsmodelle

Historisch sind vor allem die „Verstärkungstheorie des Lernens“ von Clark Hull (1943) und das dort explizierte triebtheoretische Motivationsmodell für die Erklärung des Verhältnisses von Anspannung und Leistung bedeutsam, das in der weiteren Modellbildung zur Prüfungsangst jedoch an Einfluss verlor, u. a. weil sich die theoretischen Annahmen auf einfache und wenig komplexe Aufgaben beziehen, wie z. B. das Erlernen von Wortlisten, das jedoch selten Gegenstand von Prüfungen ist.

Die Literatur zu Prüfungsängsten ist in den Folgejahrzehnten vor allem von zwei Modellen geprägt: dem Interferenz-Modell und dem Defizit-Modell. Sie befassen sich vor allem mit dem Zusammenhang zwischen Prüfungsängsten und Prüfungsleistungen.

Interferenz-Modell

Parallele Prozesse behindern den Wissensabruf

Das Interferenz-Modell (Sarason, 1988; Wine, 1980) geht davon aus, dass von Prüfungsangst Betroffene den zu lernenden Stoff prinzipiell beherrschen, aber durch interferierende Prozesse während der Prüfung nicht oder nur unzureichend in der Lage sind, den gelernten Stoff adäquat abzurufen und wiederzugeben. Als interferierende Prozesse werden beispielsweise Sorgen über das Abschneiden in der Prüfung oder prüfungsbezogene Ängste (z. B. vor einem Blackout) bezeichnet, die einen bedeutsamen Teil der Aufmerksamkeitskapazität einnehmen. Dadurch steht weniger Kapazität für die eigentliche Prüfungsleistung bereit, was dann zu einer Leistungsminderung führt.

Die empirische Evidenz für dieses Modell und seine Voraussagen ist beachtlich: Eine Vielzahl von Studien sowohl unter Labor- als auch unter Feldbedingungen zeigt, dass – besonders bei hoch prüfungsängstlichen Personen – Bewertungssituationen zu verstärkter Selbstaufmerksamkeit, zu vermehrten aufgabenirrelevanten Gedanken, zu erhöhter Ablenkbarkeit sowie zu vermehrten Sorgen führen. Sogar für die bloße *Vorstellung* unterschiedlich stark relevanter Bewertungssituationen konnte eine Zunahme an negativen selbstbewertenden Gedanken sowie eine Abnahme an positiven Gedanken gezeigt werden (Heimberg, Nyman & O'Brien, 1987). Ein weiterer Beleg für die Annahmen des Interferenz-Modells ist in dem Befund zu sehen, nach dem die kognitiv-aufmerksamkeitsbezogene Komponente von Prüfungsangst in weit höherem Maße mit der Einschränkung durch Prüfungsängste zusammenhängt als physiologische Faktoren (Hollandsworth, Glazeski, Kirkland, Jones & van Norman, 1979). Nicht zuletzt unterstützen auch die positiven Effekte systematischer Aufmerksamkeitstrainings auf Prüfungsängste die Annahmen des Interferenz-Modells.

Defizit-Modell

Fehlende Lerntechniken

Anfang der achtziger Jahre gewann ein zweites Modell an Bedeutung: Das Defizit-Modell postuliert, dass Personen mit Prüfungsängsten Defizite in Lern- und Studiertechniken aufweisen und so bereits während der Lernphase für die Prüfung Probleme beim Aufnehmen und Behalten des Stoffes bestehen – entweder aufgrund von ungenügend ausgeprägten Studierfähigkeiten oder wegen zu gering ausgeprägter intellektueller Fähigkeiten. Dadurch wird der Lernstoff im Vergleich zu nicht prüfungsängstlichen Personen schlechter beherrscht (Culler & Holahan, 1980; Paulman & Kennelly, 1984). Prüfungsangst ist nach diesem Modell nicht primär der Grund für eine schlechte Performanz, sondern resultiert aus der Wahrnehmung der Defizite im Vergleich zu den eigenen Standards oder dem Vergleich mit anderen. Die Verschlechterung der Arbeitsleistung unter Angst wird nach diesem Modell nicht direkt durch die Effekte von Angst erklärt, sondern durch die Moderatorfunktion von Ängsten: Bei hochängstlichen Personen wirken sich die Lern- und Studierdefizite in stärkerem Maße auf die Leistung aus als bei niedrig ängstlichen.

Konsistent mit den Annahmen dieses Modells konnte eine Reihe von Studien zeigen, dass hoch prüfungsängstliche Studierende tatsächlich geringere Studierfertigkeiten aufwiesen als niedrig ängstliche. Bruch (1981) berichtete sogar eine vergleichsweise hohe Korrelation von $r = -.42$ zwischen Studierfertigkeiten und Prüfungsängstlichkeit; ein Zusammenhang, der in nachfolgenden Arbeiten allerdings nicht in dieser Größenordnung repliziert werden konnte. Insgesamt weist die Studienlage zum Zusammenhang zwischen Studierfertigkeiten und Prüfungsangst jedoch kein einheitliches Bild auf. Auch Personen mit guten Studierfertigkeiten berichten über kognitive Interferenzen in Prüfungssituationen. Beobachtungen und Befunde dieser Art sind mit den Annahmen des Modells nur schwer zu vereinbaren.

Merke: Prüfungsangstmodelle

Interferenz- und Defizit-Modell waren ursprünglich konkurrierende Modelle zur Erklärung von Prüfungsangst und Prüfungsleistung. Das Interferenz-Modell betont dabei die für das Lernen und die Prüfung hinderliche Funktion von irrelevanten Gedanken, während das Defizit-Modell von tatsächlichen Defiziten bei Lern- und Arbeitsstrategien ausgeht.

Von einigen Forschergruppen wurden jedoch Vorschläge entwickelt, nach denen sich diese Modelle sinnvoll ergänzen können. Mit einem die Interferenz- und Defizitideen integrierenden Konzept könnte beispielsweise erklärt werden, dass geringere Studierfertigkeiten zur Wahrnehmung eigener Defizite führen können. Diese lösen dann Versagensängste aus, die in Folge dessen wieder zu verstärkten Ängsten führen. Der Teufelskreis wird dadurch komplettiert, dass die Ängste selbst sich wiederum negativ auf Studierfertigkeiten und das Lernverhalten auswirken. Sowohl die Beeinträchtigung von Lernverhalten als auch das konkrete Verhalten in Prüfungen wirken sich auf die Prüfungsleistungen aus.

Selbstregulationsmodell

Diskrepanzen zwischen Ist und Soll

Eine nächste Generation von theoretischen Modellen bezog stärker motivationstheoretische Annahmen mit ein: das Selbstregulationsmodell von Carver und Scheier (1984, 1991) sowie das Selbstwertmodell von Covington (1992). Das Selbstregulationsmodell beschreibt Mechanismen der Selbststeuerung, die weit über den Geltungsbereich der Prüfungsangst hinausgehen. Personen nutzen demnach zur Erreichung von persönlichen Zielen Rückmeldungsschleifen, in denen sie den Ist-Zustand mit dem gewünschten Zielzustand vergleichen. Beispielsweise könnte hiernach die Diskrepanz zwischen dem notwendigen Ziel: „Das Referat muss in zwei Wochen fertig sein" und dem Ist-Zustand: „Zwei wichtige Abschnitte fehlen noch" zu einem Defiziterleben und damit zu prüfungsbezogenen Ängsten führen.

Dabei kann die Zielerreichung durch eine Vielzahl von Bedingungen, Ereignissen oder emotionalen Zuständen beeinträchtigt oder gar verhindert werden. Eine Diskrepanz zwischen Ist- und Zielzustand erzeugt Anspannung oder – bei größer werdendem Unterschied – gar Angst, was wiederum hinderlich für die Umsetzung des geplanten bzw. notwendigen Verhaltens ist. Auch die Angst selbst ist ein zusätzliches hinderliches Moment dafür, die nächsten Schritte zu tun. Übertragen auf Prüfungssituationen und Prüfungsangst ist es eine wichtige Folge dieser Annahmen, dass nicht die Bewertungsangst in Prüfungssituationen das zentrale Agens für starke Prüfungsängste ist (es ist für die meisten Menschen angemessen, in Bewertungssituationen angespannt zu sein), sondern das Erleben einer Diskrepanz zwischen der Anforderung, die Prüfung meistern können zu müssen, und dem aktuellen Erleben der eigenen, als zu gering eingeschätzten Kompetenzen und Ressourcen. Wenn hingegen Personen in Prüfungszeiten in starkem Umfang ihre Aufmerksamkeit auf das kontinuierliche Beobachten ihrer Ängste richten, wird ihr Verhalten in Hinblick auf die Vorbereitung der Prüfung oder hinsichtlich des Verhaltens in der Prüfung selbst dysfunktional.

Ein Problem dieses Modells ist, dass es hinsichtlich der angenommenen Auswirkung von Angst uneindeutig bleibt. Angst kann danach einerseits ein begünstigender Faktor für Prüfungsleistungen sein, andererseits aber auch Ursache von Schwierigkeiten bei der Selbstkontrolle oder auch Folge misslungener Selbstkontrolle – oder eine Mischung aus beidem sein.

Selbstwertmodell

Bedeutung von Erfolg für den Selbstwert

Das Selbstwertmodell von Covington (1992) fokussiert auf die motivationalen Bedingungen von Lernen und den Zusammenhang zwischen Selbstwert und Lernen bzw. Lernerfolg. Ausgehend von der Annahme, dass der Selbstwert einer Person stark von den eigenen akademischen und beruflichen Erfolgen abhängt, wird ein Versagen in Prüfungssituationen als Angriff auf den Selbstwert erlebt, den es nach allen Möglichkeiten zu vermeiden gilt. Eine weitere Grundannahme des Modells ist, dass Personen und ihr Umfeld ein schlechtes Ergebnis in einer Prüfungsleistung auf die Fähigkeiten der Person attribuieren und nicht auf externe Faktoren wie beispielsweise unfaire Prüfungsbedingungen. Personen mit stärkeren Zweifeln an ihren Fähigkeiten unterliegen nach diesem Modell einem höheren Risiko für die Entwicklung von Prüfungsängsten. Weiterhin spielen bei der Stärke der Selbstwertbedrohung auch die Art und der Aufwand bei der Prüfungsvorbereitung eine wichtige Rolle. Ein Misserfolg in einer Prüfung, für deren Vorbereitung nur geringe Anstrengungen unternommen wurden, ist weniger selbstwertbedrohlich als ein Misserfolg nach sehr aufwendigen Vorbereitungen. Geleistete große Anstrengungen bei der Prüfungsvorbereitung beinhalten daher ein höheres Risiko für eine Bedrohung des Selbstwertgefühls nach einer misslungenen Prüfung. Nach diesem Modell können Prüfungsängste daher auch eine Schutzfunktion für das Selbstwertgefühl haben, da Prüfungsfehlschläge von Betroffenen auf die Ängste und nicht auf das Fehlen grundlegender intellektueller oder anderer Fähigkeiten attribuiert werden können.

Die Kritik an diesem Modell bezieht sich auf die Vielfältigkeit und damit auch einer gewissen Beliebigkeit der Annahmen. Es können damit zwar einige Phänomene von Prüfungsangst erklärt werden; für die Vorhersage von Angst und Prüfungsleistung ist es jedoch zu unspezifisch, und es kann nicht hinreichend gut differenziert werden, wann und für welche Personen Angst eine Schutzfunktion einnimmt und wann nicht.

Transaktionale Modelle

Dynamische Prozesse zwischen Person und Situation

Transaktionale Modelle beschreiben Prüfungsängste als dynamisch-interaktiven Prozess von mehreren Komponenten der Person und der Situation (z. B. Spielberger, 1972a, b, c; Spielberger & Vagg, 1995).

Prüfungsangst resultiert demnach aus dem Wechselspiel von

- Persönlichkeitszügen bzw. -merkmalen der Person inklusive der Leistungsfähigkeit,
- Situationalen Variablen der Prüfung (Vorbereitung, Prüfungssituation selbst),
- Kognitiven und emotionalen Prozessen zum Umgang mit der Prüfungssituation,
- Korrelaten und kurzfristigen Konsequenzen der Prüfungsangst,
- Bewältigungsstrategien auf der kognitiven und emotionalen Ebene zum besseren Umgang mit Prüfungsangst sowie
- Lern- und Arbeitsfähigkeit/Lernstrategien.

Die Entstehung und der Verlauf von Prüfungsangst können nach transaktionalen Modellannahmen folgendermaßen konzeptualisiert werden:

1. In Abhängigkeit von Persönlichkeitsvariablen (z. B. dispositionelle Ängstlichkeit, Studierfertigkeiten, fachspezifische Fähigkeiten, Einstellung zu Prüfungen) wird die Prüfungssituation initial als mehr oder minder bedrohlich eingeschätzt.
2. Je bedrohlicher die Situation empfunden wird, umso eher und stärker kommt es zu dysfunktionalen kognitiven („worry") und emotionalen („emotionality") Reaktionen und bedingt dadurch zu Einschränkungen bei der Prüfungsvorbereitung, vor allem durch Beeinträchtigung der Konzentrationsfähigkeit und des Arbeitsverhaltens. Dabei werden die zur Verfügung stehenden Ressourcen und Fertigkeiten als – gemessen an den erlebten Anforderungen – zu gering eingeschätzt.
3. Je häufiger negative Vorerfahrungen im Zusammenhang mit Prüfungen und Prüfungsvorbereitungen vorliegen, umso mehr negative Selbstbeschreibungen und ungünstige, selbstbezogene Attribuierungen werden aktiviert. Diese fördern wiederum die Häufigkeit und Intensität des Auftretens von Sorgen und ungünstiger Emotionalität.

Durch die mögliche Vielzahl von Wechselwirkungen zwischen den einzelnen Komponenten des Modells (z. B. zwischen Angst, Konzentrationsfähigkeit und Arbeitsverhalten) ist hiermit ein dynamisches Modell gegeben, das neben dem Auftreten der Angst auch Aufschaukelungsprozesse von Angst und Arbeitseinschränkung erklären kann. Empirische Befunde konnten bisher einzelne Komponenten des Modells stützen. Aufgrund der Komplexität und der dynamischen Beziehungen der einzelnen Komponenten untereinander entzieht sich das theoretische Gesamtmodell jedoch weitgehend der Möglichkeiten einer empirischen Prüfung.

Merke: Erweiterte Prüfungsangstmodelle

Neuere Modelle zu Prüfungsängsten betonen die Bereiche der Selbststeuerung geplanten Verhaltens, des Zusammenhangs zwischen Prüfungsleistungen und dem Selbstwertgefühl sowie in einem dynamischen Modell die sich gegenseitig aufschaukelnden Prozesse zwischen Persönlichkeitsvariablen, kognitiven und emotionalen Faktoren und früheren Lernerfahrungen mit Prüfungssituationen.

2.2 Arbeitsmodell für die Behandlung von Prüfungsängsten

Eigenes Arbeitsmodell

Für das praktische Vorgehen bei der Diagnostik, Erklärung und Behandlung von Prüfungsängsten schlagen wir ein heuristisches Arbeitsmodell vor (vgl. Abb. 1), nach dem auslösende Bedingungen vor dem Hintergrund prädisponierender Faktoren dazu beitragen, dass Prüfungsängste entstehen, aufrechterhalten werden oder sich intensivieren. Demnach entstehen Prüfungsängste durch ein Zusammenspiel prädisponierender Faktoren auf der Personen-, lerngeschichtlichen und körperlichen Ebene, die gegebenenfalls durch auslösende Faktoren, wie z. B. negative Prüfungserlebnisse, getriggert werden. Der dritte Bestandteil sind aufrechterhaltende Faktoren, wie z. B. Vermeidungs- oder Aufschiebeverhalten, das dazu beiträgt, problematische Aspekte des Umgangs mit der Prüfungsangst zu verstärken und zu festigen.

Bei der Beurteilung dieses Modells ist zu beachten, dass es sich um eine Zusammenstellung sowohl empirisch gestützter als auch erfahrungsbasierter Faktoren in der Ätiologie und Aufrechterhaltung von Prüfungsängsten handelt. Die dargestellten Zusammenhänge sind daher nur teilweise empirisch gesichert und bedürfen weiterer Prüfung. Als heuristisches Arbeitsmodell ist es jedoch eine hilfreiche Unterstützung bei der Exploration, Diagnostik und Behandlungsplanung bei Prüfungsängsten. Es berücksichtigt individuelle prädisponierende Faktoren ebenso wie die Erklärung der Aufrechterhaltung der Symptomatik auf der Basis aktueller Faktoren.

In bisherigen psychologischen Modellen zur Prüfungsangst wurden bislang Unterschiede zwischen Ängsten in der Vorbereitungszeit von Prüfungen und Prüfungsängsten in der Prüfungssituation selbst nicht ausreichend berücksichtigt. Systematische Befunde über den Zusammenhang zwischen diesen

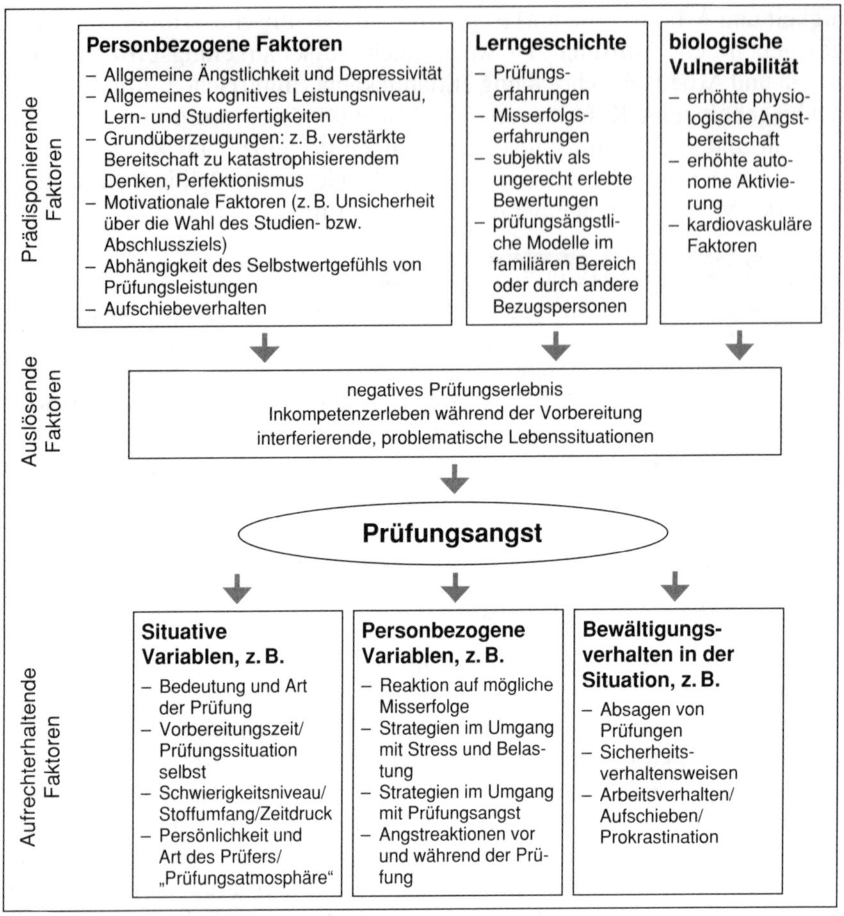

Abbildung 1: Störungsmodell Prüfungsangst

beiden Aspekten von Prüfungsangst sind spärlich oder nicht vorhanden. Relevante Fragen in diesem Zusammenhang betreffen die Hypothese, ob Personen, die während der Vorbereitungsphase starke Ängste erleben, auch starke Ängste in der Prüfungssituation erleben. Dies beinhaltet die Frage, ob das Ausmaß der Angst während der Vorbereitungszeit die Angst in der Prüfung voraussagt. Weiterhin ist von Interesse, ob es Gruppen von Personen gibt, die nur in einer der beiden Phasen der Prüfung besonders starke Ängste erleben, und ob für die Ängste in der Vorbereitungsphase dieselben begünstigenden und aufrechterhaltenden Faktoren relevant sind wie für Ängste in der Prüfungssituation selbst. Solange hierzu noch kaum Daten vorliegen, ist es nicht sinnvoll, spezifische Annahmen über diese beiden zeitlichen Abschnitte der Prüfungsangst zu formulieren. Wichtig ist jedoch bei der klinischen Exploration, die beiden Situationen (Vorbereitung, Prüfungssituation selbst) separat zu explorieren, da dies eine große Bedeutung für die Behandlungsplanung hat.

3 Diagnostik und Indikation

3.1 Fragebogendiagnostik

Test Anxiety Inventory (TAI)

Den „Klassiker" zur Erfassung von Prüfungsängsten im englischen Sprachraum stellt das Test Anxiety Inventory (TAI; Spielberger, 1980; dt. Hodapp, Laux & Spielberger, 1982) dar. Theoretisch konzeptionalisieren die Autoren Prüfungsangst als eine situationsbezogene Persönlichkeitseigenschaft. Das TAI umfasst 20 Items. Berechnet werden Werte für Subskalen zu den Bereichen „worry" (Sorgen) und „emotionality" (Aufregung/Anspannung) sowie ein Gesamtwert für das Ausmaß der Prüfungsangst. Als Items sind Aussagen formuliert, zu denen der Grad der Zustimmung auf einer vierstufigen Skala angegeben wird. Reliabilitäts- und Validitätskoeffizienten sind durchweg zufriedenstellend (Spielberger, 1980; Hodapp et al., 1982).

Deutschsprachige Weiterentwicklung des TAI

Ein Problem des ursprünglichen TAI war die starke Überlappung der beiden Konstrukte „worry" und „emotionality", die sich u. a. in hohen Interkorrelationen der beiden Subskalen niederschlägt. Hodapp und Kollegen nahmen daher eine Überarbeitung des Messinstruments vor: das German Test Anxiety Inventory (TAI-G; Hodapp, 1991). Diese Skala umfasst 30 Items, die vier Komponenten der Prüfungsangst abbilden. Für das TAI-G liegen Vergleichswerte für Schüler und Studierende vor (Hodapp, 1991; Hodapp, 1996; Hodapp et al., 1995).

Aktuelle Weiterentwicklung: Prüfungsangstfragebogen (PAF)

Der Prüfungsangstfragebogen (PAF) von Hodapp, Rohrmann und Ringeisen (2011) stellt eine erneute Überarbeitung des oben beschriebenen TAI-G dar. Wenig trennscharfe Items wurden entfernt und die Anzahl der Items pro Subskala angeglichen, so dass das Instrument nun 20 Items enthält. Anzahl und Inhalte der Subskalen wurden im Vergleich zur Vorgängerversion, dem TAI-G, unverändert beibehalten und umfassen somit die Dimensionen Aufgeregtheit, Besorgtheit, Interferenz und Mangel an Zuversicht.

Alle Items werden als Aussagen vorgegeben, zu denen die Befragten angeben sollen, wie häufig die jeweiligen Gedanken, Gefühle und körperlichen Reaktionen in Prüfungssituationen auftreten:

1. *Mangel an Zuversicht* (5 Items; Beispielitem: „Ich denke, dass ich alles schaffen werde" [Item wird für die Auswertung umgepolt])
2. *Aufgeregtheit* (5 Items; Beispielitem: „Ich habe ein beklemmendes Gefühl")
3. *Besorgtheit* (5 Items; Beispielitem: „Ich denke daran, wie wichtig mir ein gutes Ergebnis ist")
4. *Interferenz* (5 Items; Beispielitem: „Ich denke an andere Dinge und werde dadurch abgelenkt").

Auch für den PAF liegen Normwerte für Schüler und Studierende vor (Hodapp et al., 2011). Die psychometrischen Eigenschaften sind trotz der Kürzung gut, so dass der PAF zur standardisierten Erfassung des Ausmaßes von Prüfungsangst empfohlen werden kann.

Merke:

Für die dimensionale Erfassung von Symptomen der Prüfungsangst steht für den deutschen Sprachraum der Prüfungsangstfragebogen (PAF) bereit. Der Fragebogen enthält 20 Items, die vier Bereichen zuzuordnen sind. Er verfügt über gute psychometrische Eigenschaften.

3.2 Erfassung von Symptomatik, Beeinträchtigung, Konsequenzen und Bewältigungsstrategien

Leitfragen zum Behandlungsbedarf

Bei der Diagnostik einer möglicherweise behandlungsbedürftigen, klinisch relevanten Prüfungsangst müssen über den PAF hinaus noch weitere klinisch bedeutsame Informationen erfasst werden. Zur kategorialen Einschätzung der Behandlungsbedürftigkeit schlagen wir die in Tabelle 3 aufgelisteten Interviewfragen vor (vgl. auch Karte „Checkliste zur Diagnostik von Prüfungsängsten" im Anhang des Buches):

Tabelle 3: Interviewfragen zur Erfassung der Behandlungsbedürftigkeit

Bereich	Fragen
Symptomatik, situative Bedingungen/zusätzliche Problembereiche/ Verlauf	– Wie äußern sich die Prüfungsängste auf der emotionalen, kognitiven, physiologischen und Verhaltensebene? – Wie unterscheidet sich die Angst in verschiedenen Phasen der Prüfungsvorbereitung/Prüfungssituation? – Seit wann bestehen die Ängste und wie war der bisherige Verlauf? – Welche Verläufe gibt es in der Vorbereitungszeit? – Welche Einstellungen zu den Themen Prüfungen und Leistung haben Sie selbst? – Welche Einstellungen zu den Themen Prüfungen und Leistung haben andere, für Sie wichtige Personen? – Kennen Sie auch Ängste in anderen sozialen Situationen? (z. B. Sprechen mit anderen Menschen)? – Bestehen andere (psychische) Probleme, die die Prüfungsängste mit bedingen oder das Problem verschärfen (z. B. Aspekte der aktuellen Lebenssituation, Depression)? – Gibt es aktuelle und/oder grundsätzliche Motivationsprobleme bezüglich der Prüfung?
Beeinträchtigung/ Belastung	– Welche Konsequenzen haben die Ängste für Ihr Leben und Ihr Wohlbefinden? – Ist der Verlauf Ihrer Ausbildung bzw. Ihres beruflichen Weiterkommens davon betroffen? Falls ja, wie?

Tabelle 3: Fortsetzung

Bereich	Fragen
Problem-bewältigung	– Was hat Ihnen bisher geholfen, Prüfungsängste zu bewältigen? – Was haben Sie bisher zur Bewältigung der Ängste versucht, das nicht erfolgreich war? – Wie bereiten Sie sich auf die Prüfung vor (Arbeits- und Zeitplan; Lernstrategien)? – Können Sie Ihren Zeitplan einhalten? – Sind die Basisfertigkeiten für die Prüfungsvorbereitung vorhanden, wie z. B. Lernstrategien, Zeitmanagement etc.? – Über welche Ressourcen verfügen Sie, die zur Bewältigung der Situation aktiviert werden können? – Welche Hilfestellungen gibt es (Soziales Netzwerk/soziale Unterstützung, fachliche Unterstützung)? – Gibt es ausreichende Strategien zur Entspannung und Erholung?

Im Folgenden werden die einzelnen Bereiche/Fragen näher erläutert:

3.2.1 Symptomatik und mögliche zusätzliche Problembereiche

Symptomatik der Prüfungsangst

Mit diesem Schritt werden die individuellen Symptome der Prüfungsängste erfragt. Leitfragen sind:
- Wie äußert sich die Angst (a) in der Zeit der Prüfungsvorbereitung und (b) während der Prüfung?

Von Prüfungsangst Betroffene können sich in der Art der Angst und den damit verbundenen Erlebens- und Verhaltensweisen sehr stark unterscheiden. Meist äußern sich Angst und die damit verbundenen Einschränkungen schon deutlich in der Zeit der Prüfungsvorbereitung; einige aber erleben diese erst kurz vor oder gar erst in der Prüfung. Zur kognitiv-verhaltensorientierten Diagnostik der individuellen Problematik werden für typische Situationen – ggf. getrennt nach Vorbereitungszeit und Prüfungssituation selbst – nach dem klassischen SORKC-Schema die Ebenen Emotion, Kognition, physiologische und Verhaltensreaktionen exploriert.

Verlauf und situative Bedingungen der Prüfungsangst

Weitere Leitfragen umfassen:
- Welche inneren oder äußeren Bedingungen verstärken die Ängste?
- Unter welchen inneren oder äußeren Bedingungen sind die Ängste geringer oder treten nicht auf?
- Wann haben die Ängste begonnen?
- Gibt es charakteristische Verläufe und wie sehen diese gegebenenfalls aus?

Zu der zentralen äußeren Bedingung gehört die Art der Prüfung. Es gibt deutliche Unterschiede zwischen Personen in Art und Ausmaß der Prüfungsangst in Abhängigkeit davon, ob die Prüfung mündlich oder schriftlich erfolgen soll oder wie umfangreich der Stoff ist, wie gut der Prüfling die Inhalte des Stoffs versteht oder welche Aufgabenform vorliegt (z. B. Vorliegen eines konkreten Fragenpools, eines Gegenstandskatalogs, offene Fragen, fachliches Gespräch, Multiple-choice-Fragen). Zu den äußeren Bedingungen ist vor allem die Bedeutung der Prüfung zu zählen. Beispielsweise ist eine Teilprüfung, deren Bestehen für das Absolvieren einer Gesamtprüfung nicht notwendig ist, in der Regel deutlich weniger angstauslösend als eine zweite Wiederholungsprüfung nach zwei nicht bestandenen Versuchen, mit deren Nicht-Bestehen ein ganzes Studium ohne Abschluss beendet werden müsste. Bedeutsam kann auch sein, wenn von dem (guten) Bestehen einer Prüfung wichtige finanzielle Förderungen abhängig sind (z. B. Leistungen von Eltern, nach BaFöG oder Stipendienzahlungen). Mit Blick auf die Exploration von Ressourcen sollte auch exploriert werden, ob die Prüfungsängste bei bestimmten Prüfungen bzw. Inhalten besonders stark sind, ob alle Lerninhalte gleichermaßen betroffen sind oder ob sie bei manchen Fächern deutlich niedriger sind bzw. gar nicht auftreten.

Motivation

Zu den „inneren" Bedingungen sind neben allgemeinen prüfungsbezogenen Fertigkeiten der Person (z. B. gute Lernstrategien) motivationale Faktoren (z. B. „das Fach macht mir besonders Spaß", „in dem Fach möchte ich besonders gut abschließen", „ich brauche den Abschluss unbedingt, um meinen ersehnten Beruf ergreifen zu können") sowie kognitive und Einstellungsfaktoren von Bedeutung (z. B. Erwartungsdruck, Perfektionismus, Selbstkompetenzerleben).

Die Erwartung und Einstellung von anderen Personen können in diesem Zusammenhang in erster Linie als „äußere" Bedingungen betrachtet werden. Wichtige Komponenten sind dabei die Bedeutsamkeit der Prüfung in der Sicht durch andere, der Erwartungsdruck nahestehender Personen oder von Peers (vor allem anderen Prüfungskandidaten) sowie Einstellungen zur Prüfung und Leistungserwartungen nahestehender Bezugspersonen. Gegebenenfalls ist in diesem Zusammenhang zu explorieren, auf welcher Grundlage und in welcher Form Betroffene diese Faktoren bei anderen Personen wahrnehmen und ob sie sich diese in funktionaler oder dysfunktionaler Weise zu eigen machen. Hilfreiche Fragen in diesem Zusammenhang sind solche nach sehr hohen oder gar unrealistischen Vorstellungen über die zu erreichenden Leistungen entweder bei der Person selbst und/oder bei wichtigen Bezugspersonen und die Frage danach, wie das persönliche Umfeld mit Fehlschlägen umgeht.

Entstehungsbedingungen und Verlauf der Ängste

Im Rahmen dieses Komplexes finden sich Fragen über Dauer und Verlauf der Ängste in den vorangegangenen Lebensjahren.

- Welches war die Situation, in der zum ersten Mal Angst oder Ängstlichkeit in oder vor Prüfungen oder vor prüfungsähnlichen Situationen erlebt wurde?

- Wie wurden die Ängste bisher bewältigt?
- Gab es Prüfungs- oder prüfungsähnliche Situationen, in denen keine oder nur geringe Prüfungsangst auftrat?
- Wie war der Verlauf der Prüfungsängste – bezogen auf verschiedene Lebensphasen, Situationen, Prüfungsarten? Verstärkten diese sich fortlaufend, gab es Fluktuationen? Gab es Prüfungen, bei denen nur geringe oder keine Ängste auftraten?
- Gibt es konkrete Ereignisse, die mit dem ersten Auftreten der Ängste in Zusammenhang standen oder durch die die Ängste verstärkt wurden (z. B. eine unerwartet schlechte Note oder eine als unfair erlebte Prüfung)?
- Wie ist die Person in Kindheit und Jugend mit Prüfungen oder prüfungsähnlichen Situationen umgegangen (in der Familie? in Kindergarten und Schule? in sozialen Situationen?)

Aktuelle Lebensbedingungen und psychische Faktoren

Da Lernprobleme und/oder Prüfungsängste auch im Rahmen anderer psychischer Probleme oder Störungen auftreten können, muss exploriert werden, ob aktuell auch weitere Lebensbereiche als schwierig erlebt werden. Auch wenn die Prüfungsängste von anderen Problembereichen unabhängig erscheinen, muss eine Gesamtübersicht der Problematik erfolgen, um eine Therapie angemessen planen zu können.

Lern- und Arbeitsschwierigkeiten können beispielsweise im Kontext der Antriebshemmung im Rahmen einer depressiven Störung auftreten. Weitere, möglicherweise problematische Rahmenbedingungen müssen ebenfalls exploriert werden. Hierzu gehören die aktuellen Lebensbedingungen des Betroffenen. Belastungen außerhalb der anstehenden Prüfung können aus aktuellen Lebensbedingungen resultieren und umfassen beispielsweise die Notwendigkeit, fortlaufend einer Beschäftigung nachgehen zu müssen, um finanziell für den Lebensunterhalt zu sorgen, Verantwortlichkeiten in anderen Kontexten, beispielsweise Verpflichtungen oder Anforderungen aus der Familie oder einer Partnerschaft, sowie auch eigene körperliche Erkrankungen oder Erkrankungen naher Bezugspersonen.

Selbstverständlich müssen diese Faktoren bei der Beratungs- oder Behandlungsplanung angemessen berücksichtigt werden. Ohne Entlastung bei zusätzlichen Problemen oder ohne die gleichzeitige oder vorausgehende Behandlung beispielsweise einer vorliegenden Depression kann auch die Behandlung der Prüfungsangst nicht erfolgreich sein. Möglicherweise würden sich nach entsprechenden Interventionen, die sich auf derartige Faktoren beziehen, schon die Lernprobleme und ggf. damit im Zusammenhang stehende Ängste verringern bzw. nicht mehr vorhanden sein.

Hinsichtlich möglicher parallel bestehender psychischer Störungen sind bei Arbeitsstörungen neben Depressionen vor allem auch soziale Ängste, bis hin zum Vorliegen einer Sozialen Phobie bedeutsam. Dies muss ebenfalls geprüft werden.

Neben dem möglichen Auftreten von Prüfungsängsten im Zusammenhang mit anderen psychischen Störungen ist auch zu explorieren, ob und ggf. in welchem Ausmaß Prüfungsängste im Zusammenhang mit einem umfassenderen Motivationsproblem hinsichtlich des gewählten Ausbildungsgangs oder des Studiums stehen. Ggf. gilt es dann, diesen Aspekt vorrangig bei der Beratung bzw. Behandlung zu berücksichtigen.

Tabelle 4 skizziert in Form charakteristischer Aussagen von Betroffenen Hinweise auf das Vorliegen weiterer, auch psychischer Probleme. Die entsprechende diagnostische Hypothese muss dann jeweils geprüft werden.

Tabelle 4: Aussagen von Betroffenen und zu prüfende Hyptothesen

Äußerung der Person	Zu prüfende Hypothese
„Ich kann mich einfach nicht dazu aufraffen, mich an den Schreibtisch zu setzen, nach einer unruhigen Nacht komme ich morgens einfach nicht aus dem Bett. Mir fällt überhaupt alles schwer, ich fühle mich total leer. Und vor den Prüfungen graut es mir total!"	Vorliegen einer depressiven Symptomatik?
„Allein die Vorstellung, wie ich vor dem Prüfer sitze und kein Wort herausbringe, ist das absolute Grauen für mich – ich melde mich ja auch sonst schon kaum zu Wort. Bei schriftlichen Prüfungen geht es ja, da setze ich mich ganz nach hinten. Aber wenn ich so sitzen müsste, dass der Prüfer zugucken kann, wie ich schreibe, würde ich wahrscheinlich die Klausur abbrechen."	Vorliegen einer (generalisierten) Sozialen Phobie? Werden Kriterien für eine selbstunsichere Persönlichkeitsstörung erfüllt?
„Ich schweife während des Lernens immer wieder ab. Ich mache mir große Sorgen um meine Zukunft und auch die meiner Familie – ich muss diese Prüfung einfach bestehen!"	Vorliegen einer Generalisierten Angststörung?
„Ich habe den Eindruck, dass ich nie genug gelernt habe" oder „Ich muss zunächst alle Unterlagen perfekt zur Verfügung haben, bevor ich anfangen kann, zu lernen", „ Ich muss unbedingt alle Quellen sorgfältig gelesen haben"	Vorliegen von Perfektionismus? Zwanghaftigkeit? Zwanghafte Persönlichkeit?
„Ich habe das Gefühl, der Prüfungsstoff ist ein Riesenberg, den ich überhaupt nicht bewältigen kann. Die Hälfte vom Stoff der Vorlesung habe ich auch nicht richtig verstanden, mir geht das alles viel zu schnell. Ich traue mich auch kaum noch, meine Kommilitonen zu fragen, die rollen bei meinen Fragen meist schon mit den Augen, weil die das alles auf Anhieb verstehen."	Überforderung im Studien-/ Ausbildungsgang aufgrund zu geringer intellektueller Kapazitäten und/oder extrem hoher Anforderungen?
„Ich weiß in meinem Alltag nicht, wann und wie ich Zeit für die Prüfungsvorbereitung finden soll. Ich leide darunter, dass ich viel zu viele Aufgaben habe und dass ich den Anforderungen nicht hinterherkomme."	Allgemeine Überforderung in der aktuellen Lebenssituation/Arbeit neben der Ausbildung? Familiäre Belastungen? Finanzielle Belastungen?

Tabelle 4: Fortsetzung

Äußerung der Person	Zu prüfende Hypothese
„Wenn ich diese Prüfung nicht schaffe, werde ich meiner Familie und anderen wichtigen Personen nicht mehr unter die Augen treten können."	Belastungen durch Erwartungen wichtiger Bezugspersonen? Ggf. erwartete finanzielle Nachteile?
„Immer wenn ich mich zu Hause an den Schreibtisch setze, kommt meine Partnerin und klagt darüber, dass ich mit ihr nichts mehr unternehme."	Akzeptanz der Ausbildung bzw. der Prüfung und der damit verbundenen Ziele in der Partnerschaft? Weitergehende Partnerschaftsprobleme?

Symptomatik von Prüfungsängsten

Zu einer ersten Exploration zur Ausprägung der Symptomatik gehören folgende Bereiche:

- Erscheinungsbild der prüfungsängstlichen Symptomatik auf den vier Ebenen der Emotion, Kognition, physiologischer und Verhaltensreaktionen in verschiedenen Phasen der Prüfungsvorbereitung und -durchführung; dazu gehört auch die Exploration der zugrunde liegenden kognitiven Schemata
- Seit wann bestehen die Ängste und wie sind sie seitdem verlaufen?
- Gibt es weitere psychische oder sonstige Probleme im Zusammenhang mit oder parallel zu den Prüfungsängsten?

3.2.2 Beeinträchtigung/Belastung

Belastung durch Prüfungsängste

Folgende Leitfragen sind geeignet, die Konsequenzen, die Einschränkungen und Belastungen durch Prüfungsängste auf Alltag sowie Studium bzw. Ausbildung haben, zu explorieren:

- Haben die Ängste zu Verzögerungen oder Einschränkungen des Studiums geführt, z. B. durch Absagen von Prüfungen und Klausuren, Vermeiden des Besuchs von Lehrveranstaltungen, Vermeiden anderer ausbildungs- oder prüfungsbezogener Aktivitäten?
- Welche Belastungen gibt es durch weitere emotionale Reaktionen (Scham, Niedergeschlagenheit, Selbstvorwürfe)?
- Welchen Konsequenzen haben die Ängste auf das Verhalten bezogen auf die Prüfungsvorbereitung?
- In welchem Umfang wird das weitere Leben des Betroffenen von Prüfungs- und anderen Ängsten beeinflusst? In welchen Bereichen beste-

hen Einschränkungen (Familie, Partnerschaft, soziale Aktivitäten, Arbeit)?
- Gelingt es der Person noch, sich Möglichkeiten für Ausgleich und Entspannung zu schaffen?

3.2.3 Problembewältigung

Coping-Strategien, Fertigkeiten, Bewältigungsversuche

In diesem Fragekomplex werden Maßnahmen erfragt, die die betroffene Person bereits unternommen hat, um Prüfungen und Prüfungsängste zu bewältigen. Dabei ist zu differenzieren, wie erfolgreich diese bisherigen Maßnahmen waren. Des Weiteren wird exploriert, in welchem Ausmaß die Person aktuell über Strategien und Kompetenzen verfügt, die zum erfolgreichen Absolvieren einer Prüfung notwendig sind. Nicht zuletzt werden damit Ressourcen auch aus anderen Lebensbereichen exploriert, die sowohl beim Umgang mit den Prüfungsängsten selbst als auch zum Ausgleich im Rahmen der Prüfungsvorbereitung in nicht prüfungsbezogenen Lebensbereichen nutzbar gemacht werden können.

- Ist die Person den Anforderungen des Ausbildungsgangs prinzipiell gewachsen?
- Gibt es Hinweise darauf, dass eine Überforderungssituation besteht? Worauf sind diese ggf. zurückzuführen (eingeschränkte (kognitive) Fähigkeiten der Person; zu geringe Passung der Prüfungsanforderungen mit den persönlichen Fertigkeiten)?
- Wird der Lernstoff adäquat auf die Zeit zur Vorbereitung aufgeteilt?
- Werden die bestehenden Aufgaben realistisch hinsichtlich des Zeitbedarfs eingeschätzt?
- Verfügt die Person über angemessene Lernstrategien, wie z. B. Mnemotechniken oder Mind-Mapping?
- Weiß sie, wie man üben kann, den Lernstoff mündlich bzw. schriftlich wiederzugeben?
- Ist sie in eine Arbeitsgruppe zur Prüfungsvorbereitung eingebunden?
- Nutzt sie angemessene Strategien des Lernens und des Reproduzierens von Gelerntem (z. B. gemeinsames Vorbereiten; Freies Referieren; Simulieren von Prüfungssituationen)?
- Hat die Person bereits Beratungs- oder therapeutische Angebote in Anspruch genommen? Was waren die Ergebnisse eventueller früherer Beratungen/Behandlungen? Welches waren hilfreiche, welches wenig hilfreiche oder gar hinderliche Interventionen?
- Über welche Ressourcen verfügt die Person: soziale Ressourcen, wie das Vorhandensein eines sozialen Netzwerkes, das sowohl spezifische und praktische, auf die Prüfung bezogene, als auch emotionale Unterstützung geben kann; zeitliche Ressourcen, wie z. B. Möglichkeiten zum Belas-

tungsausgleich (wie Sport, Kultur, soziale Kontakte, andere Interessensgebiete und Aktivitäten); finanzielle Ressourcen, z. B. um sich ggf. kostenpflichtige fachliche Unterstützung (Nachhilfe etc.) oder Entlastung von sonstigen anfallenden Aufgaben, z. B. für Haushalt oder Kinderbetreuung, leisten zu können?

Merke:

Bisher genutzte Bewältigungsstrategien umfassen sowohl eventuelle frühere Beratungs- und Behandlungsversuche, aber auch bislang genutzte Lern-, Arbeits- und Prüfungsstrategien. Für die Planung einer Intervention sollten an dieser Stelle auch die zeitlichen, personellen und monetären Ressourcen für neue oder zusätzliche Bewältigungsmöglichkeiten erfragt werden.

3.3 Indikation

Art und Intensität der vorgeschlagenen Intervention

Nach Exploration der dargestellten Themenbereiche sollte der Therapeut bzw. die Therapeutin (oder der Beratende) in der Lage zu sein, eine Indikation für eine Beratung oder eine psychotherapeutische Behandlung zu stellen und das weitere Vorgehen vorzuschlagen. Dabei sind Interventionen unterschiedlicher Art und Intensität möglich:

1. Überwiegend oder ausschließliche Unterstützung mit Hilfe von schriftlichen Ratgebern (Bibliotherapie). Eine Liste mit Empfehlungen solcher Ratgeber findet sich im Anhang (vgl. Seite 93).
2. Beratungs- oder Trainingsangebote im Einzel- oder Gruppensetting. Im akademischen Setting werden diese häufig von Beratungsstellen der Hochschulen und/oder des Studentenwerks angeboten.
3. Einzel- oder Gruppenpsychotherapie bei einem Psychologischen Psychotherapeuten.

Bei einer Entscheidung für eine oder eine Kombination der oben skizzierten Interventionen sollten die in Tabelle 5 dargestellten Aspekte bedacht werden.

Merke:

Bei der Entscheidung für eine Intervention bei Prüfungsängsten stehen verschiedene Möglichkeiten zur Verfügung, die sich z. B. hinsichtlich der Geschwindigkeit der Verfügbarkeit und der Dauer unterscheiden. Die Entscheidung für eine Interventionsform sollte auch Faktoren der Person und ihrer Situation einbeziehen, wie z. B. das Ausmaß und die Dauer der Prüfungsängste, den Erfolg eventueller vorheriger Interventionsversuche oder das Vorliegen weiterer Problembereiche.

Tabelle 5: Interventionsmöglichkeiten bei Prüfungsangst

Ausgangspunkt	Interventionsmöglichkeiten
Sind die Prüfungsängste und ggf. damit im Zusammenhang stehende Arbeitsprobleme deutlich auf die aktuelle Prüfungssituation bzw. den Abschluss bezogen und gibt es keine Hinweise auf das Vorliegen einer psychischen Störung mit Krankheitswert?	Wenn keine zusätzlichen psychischen Störungen vorliegen kann zunächst eine Anregung für eine Bibliotherapie gegeben werden. Bei nicht ausreichendem Erfolg besteht eine Indikation für eine umfassendere Beratung, eine störungsspezifische Gruppe oder auch eine begrenzte Psychotherapie.
Wie viel weiß die Person bereits über Prüfungsangst und Lern- und Arbeitsstrategien?	Bei deutlichen Wissensdefiziten, gering ausgeprägten zusätzlichen (psychischen) Problemen und guten Selbstmanagementfähigkeiten können bibliotherapeutische Angeboten empfohlen werden, evtl. auch als Übergang bis ein intensiveres Behandlungsangebot unterbreitet werden kann.
Wie stark ist die Prüfungsangst ausgeprägt?	Bei stark ausgeprägten Prüfungsängsten mit umfassenden Einschränkungen sind ausschließlich bibliotherapeutische Angebote nicht empfehlenswert.
Wurden bisherige Behandlungsversuche unternommen?	Bei vorangegangenen, nicht erfolgreichen Beratungen oder Psychotherapien ist nach gründlicher Analyse mindestens eine Fachberatung, in der Regel aber eine psychotherapeutische Intervention indiziert.
Liegen zusätzlich psychische Störungen vor?	In diesem Fall ist eine Psychotherapie, in der Regel als Einzeltherapie, indiziert, in der gezielt die Behandlungsbedürftigkeit der Bereiche abgeklärt und deren Dringlichkeit gegeneinander abgewogen wird. Im Rahmen einer Psychotherapie sind auch Synergieeffekte durch die Behandlung ähnlicher Störungsbereiche möglich. Eine Kombination mit einer psychoedukativen und/oder auf die Prüfungsängste bezogenen Gruppe ist sinnvoll.
Hat die betroffene Person schon mit anderen über ihre Prüfungsängste gesprochen oder ist sie damit relativ isoliert?	Bei deutlicher Isolation hinsichtlich des Austauschs mit anderen kann ein störungsspezifisches Gruppenangebot (z. B. in einer Beratungsstelle) durch den Kontakt mit weiteren Betroffenen entlastend wirken.

4 Behandlung

Merke:

Die im Folgenden vorgeschlagenen Module enthalten zum einen klassische Interventionen der Angstbehandlung, wie z. B. die Arbeit an dysfunktionalen Kognitionen, Entspannungstechniken und Rollenspiele. Konfrontationsverfahren in vivo haben bei Prüfungsängsten nur einen geringen Stellenwert, da sich echte Prüfungssituationen für die Durchführung von Konfrontationsübungen nur in sehr begrenztem Umfang herstellen lassen. Zusätzlich zu den genannten Techniken haben sich in der Behandlung von Prüfungsängsten Methoden zur Verbesserung von Lern-, Gedächtnis- und Arbeitstechniken bewährt: Zum einen weisen manche Prüfungsängstliche tatsächlich Defizite in diesen Bereichen auf, zum anderen kann eine Stärkung dieser Fertigkeiten eine prüfungsängstliche Person weniger vulnerabel für Ängste in der Situation machen. Insgesamt ergibt sich daraus ein Vorgehen, das störungsübergreifende Basistechniken der kognitiven Verhaltenstherapie mit lern- und arbeitsbezogenen Methoden kombiniert.

Vor allem im Hochschulkontext wurden im Rahmen der Arbeit von studentischen Beratungsstellen eine Reihe von Materialien und Beratungs- bzw. Behandlungsanleitungen entwickelt (z. B. Messer & Bensberg, 2007), viele sind jedoch als „graue Literatur" nie veröffentlicht worden. Auch im Bereich der Selbsthilfe-Literatur existieren viele Bücher, die sich dem Thema Prüfungsangst widmen. Eine Liste empfehlenswerter Bücher findet sich im Anhang auf Seite 93. Umfassendere psychotherapeutische Ansätze auch im Sinne von Therapiemanualen zur Intervention bei behandlungsbedürftiger Prüfungsangst wurden bislang nicht publiziert.

Modulorientierte Behandlung

Im Folgenden wird ein modulorientiertes Vorgehen beschrieben. Es werden einzelne Bausteine zur Behandlung prüfungsängstlicher Personen vorgeschlagen. Diese müssen je nach individueller Problemkonstellation auf der Basis der Ergebnisse und Befunde der Diagnostik und Exploration individuell zusammengestellt werden. Das heterogene Erscheinungsbild von Prüfungsängsten und die sehr unterschiedlichen Akzentuierungen bei den Betroffenen legen nahe, dass ein standardisiertes Vorgehen, welches alle Module umfasst und eine feste Abfolge der Module vorsieht, nicht angemessen ist.

Die Module beziehen sich auf die Behandlung von Prüfungsängsten. Da häufig noch weitere psychische Probleme vorliegen, muss vom Behandler bzw. der Behandlerin in jedem Einzelfall geklärt werden, ob die Prüfungsängste vorrangig behandelt werden müssen oder ob zunächst bzw. parallel andere Störungen einer Intervention bedürfen. Dies ist beispielsweise dann der Fall, wenn bei starker Antriebshemmung im Rahmen einer depressiven Problematik mit der Prüfungsangst umfassende Probleme im Bereich der

Prüfungsvorbereitung sowie motivationale Probleme auftreten. Für eine bevorzugte Behandlung der Prüfungsängste spricht möglicherweise auch ein vergleichsweise naher Zeitpunkt der nächsten Prüfung. Falls es trotz möglicher weiterer Probleme realistisch scheint, den Prüfungstermin zu halten, sollte die Intervention im engeren Bereich der Prüfungsängste rechtzeitig vor dem Prüfungstermin beginnen, so dass ausreichend Zeit sowohl zum Einüben neuer Fertigkeiten zur Angstbewältigung als auch zum konkreten Vorbereiten der Prüfung bleibt.

4.1 Kurzfristige Beratung oder therapeutische Betreuung

Kurzfristige Interventionen

„*Die Prüfung ist schon in drei Wochen ...*" Nicht selten kommen Prüfungsängstliche erst sehr kurz vor der Prüfung mit ihren Anliegen in die Beratungsstelle oder zu einem Psychotherapeuten. Dies kann unter anderem auf Aufschiebetendenzen und weiteres Vermeidungsverhalten zurückgeführt werden, die bei Prüfungsängstlichen sehr häufig auftreten. Zum anderen wird oft erst kurz vor der Prüfung deutlich, dass bisherige Lernstrategien nicht ausreichend sind bzw. zunehmend starke Ängste mit der Prüfungsvorbereitung interferieren.

Indikation für Beratung

Zunächst muss geklärt werden, ob eine akute Beratung, die zeitlich noch vor der Prüfung durchgeführt werden kann, realistisch und hinreichend erfolgversprechend erscheint. Günstig sind dabei folgende Bedingungen:

- außer der Prüfungsangst bestehen keine weiteren psychischen oder sonstigen Probleme,
- es gibt keine vorherigen wenig oder nicht erfolgreichen Beratungen bzw. Psychotherapien,
- ein unterstützendes soziales Umfeld, das die Person hinsichtlich fachlicher und persönlich-emotionaler Faktoren stützen kann, ist vorhanden; die betroffene Person kann Hilfsangebote annehmen oder kurzfristig aktivieren,
- Lern- und Prüfungsfertigkeiten sind ausreichend vorhanden,
- die Person verfügt über gute Selbstmanagementfähigkeiten.

Wenn Zweifel an dem Erfolg kurzfristiger Bearbeitung der Prüfungsängste bestehen oder dies aus organisatorischen Gründen nicht möglich ist, sollte gemeinsam mit dem Patienten das Verschieben der Prüfung erwogen werden. Dabei müssen auch rechtliche Rahmenbedingungen der jeweiligen Prüfungsordnungen berücksichtigt werden. Ggf. ist das Vorlegen einer entsprechenden Bescheinigung eines approbierten Psychotherapeuten, eines Haus-, Fach- oder Amtsarztes notwendig.

Falls die Entscheidung für eine kurzfristige Intervention fällt, werden folgende Schritte empfohlen:

1. Überblick über bestehende Aufgaben, Inhalte und Zeiträume verschaffen
2. Für die gegebenen Umstände realistische Ziele formulieren
3. Konkreten Arbeitsplan für die verbleibende Zeit erstellen
4. Kritische Punkte des Arbeitsverhaltens und zentrale Merkmale der Ängste identifizieren
5. Einfach umzusetzende, klare „Notfallstrategien" für kritische Situationen (Vorbereitungszeit und/oder Prüfungssituation) erarbeiten und (ggf. im Rollenspiel) üben
6. Für emotionale Entlastung sorgen und soziale Unterstützung einholen
7. Engmaschig betreuen und/oder ausgewählte Bezugspersonen in den Plan mit einbeziehen

Schritte einer kurzfristigen, intensiven Beratung bzw. Betreuung

Die Themen und Aufgaben zu den vorgeschlagenen Schritten sind folgende:

Überblick verschaffen

1. *Überblick verschaffen.*
   a) Welche (Lern-)Aufgaben stehen bis zur Prüfung noch an? Hier sollte die beratungsbedürftige Person mithelfen und z. B. mit Hilfe eines Plans, in dem bereits gelernte und noch offene Themen markiert sind, verdeutlichen, wie viel noch bis zur Prüfung zu tun ist und wie dies auf die verbleibende Zeit aufgeteilt werden könnte.
   b) Welche weiteren Aufgaben bestehen und können notfalls verschoben werden? In Zeiten hoher Belastung muss überlegt werden, welche alltäglichen oder sonstigen Aufgaben zugunsten der anstehenden Aufgaben hintenangestellt werden können. So kann beispielsweise überlegt werden, ob man die anderen Mitglieder einer Wohngemeinschaft um Entlastung von den üblichen Aufgaben bittet, die man dann nach der Prüfung nachholt, oder man kann Freunde bitten, Alltagsverpflichtungen zu übernehmen. Durch die starke Belastung wegen der Prüfung fällt es Betroffenen oft schwer, mit hinreichender Distanz die Hierarchie aktueller (auch Alltagsaufgaben) zu überprüfen. Dadurch werden möglicherweise vorhandene Spielräume nicht gesehen.
   c) Welche Arbeitszeiten oder Aufgaben sind momentan am schwierigsten? Zu welchen Zeiten bzw. unter welchen Umständen funktioniert das Lernen am besten? Häufig beschreiben die Betroffenen, dass die Belastung durch die Ängste schwankt, z. B. dass der Beginn des Lernens am schwierigsten ist, dass an den Abenden nach langem Lernen die Ängste besonders stark werden oder dass sie morgens verfrüht mit prüfungsbezogenen Ängsten aufwachen.

Realistische Ziele formulieren

2. *Für die gegebenen Umstände realistische Ziele formulieren.*
   Es ist hilfreich zu verdeutlichen, dass wegen der Ängste und der Anspannung betroffene Personen sich nicht in dem Ausmaß auf die Aufgabe des Lernens konzentrieren können wie Personen ohne Ängste. Da dies nicht innerhalb kurzer Zeit zu ändern ist, muss diese zusätzliche Belastung beim Erstellen eines Arbeitsplans berücksichtigt werden. Zur Verdeutlichung dieses Zusammenhangs kann als Parallele die Darstellung einer

Beeinträchtigung aus dem somatischen Bereich hilfreich sein: Für jemanden mit einer starken Erkältung ist es notwendig, bei der Planung von Aktivitäten die schnellere physische Ermüdbarkeit einzuplanen. Der Maßstab für die Zielerreichung sollte daher nicht an dem für eine „perfekt" leistungsfähige Person ausgerichtet sein, sondern muss die aktuell verfügbaren Einschränkungen und Belastungen, aber auch Ressourcen berücksichtigen. Zu den Belastungen gehören auch die Ängste selbst.

Arbeitsplan

3. *Konkreten Arbeitsplan für die verbleibende Zeit machen.*
Der unter 1a angefertigte Plan kann/sollte genutzt werden und nach Anpassung hinsichtlich weiterer Entlastungen überarbeitet werden. Das Aufstellen von Plänen wird in Zeiten hohen Zeitdrucks oft als unnützer „Zeitfresser" gesehen, und manche Personen argumentieren, man solle die Zeit doch besser in das Lernen investieren. Um aber einen realistischen Plan zu entwerfen, der die gesamte Zeit bis zur Prüfung inklusive möglicher Hindernisse und nötiger Pausen abdeckt, sollte die Zeit für Planung in jedem Fall investiert werden. Das Aufstellen und Einhalten realistischer Pläne verhilft zudem dazu, dass im Verlauf der Prüfungsvorbereitung zunehmend Selbstvertrauen und Sicherheit erlangt werden können.

Probleme identifizieren

4. *Kritische Punkte des Arbeitsverhaltens und zentrale Merkmale der Ängste identifizieren.*
Im Kontext der Problem- und Verhaltensanalyse ist es hilfreich, im Sinne einer Mikroanalyse die genauen Abläufe von problematischen Arbeitsverhaltensweisen im Zusammenhang mit der Prüfungsvorbereitung kennenzulernen. In gleicher Weise ist es notwendig, die individuellen und besonderen Merkmale der Ängste zu identifizieren. Bei beiden Punkten kann auf bereits bestehende Informationen zurückgegriffen werden (siehe 1c).

Notfall-strategien

5. *Einfach umzusetzende, klare „Notfallstrategien" für kritische Situationen (Vorbereitungszeit und/oder Prüfungssituation) erarbeiten und (ggf. im Rollenspiel) üben.*
Für die im obigen Schritt identifizierten kritischen Situationen sollen möglichst einfach und rasch umzusetzende Bewältigungsstrategien entwickelt werden. Hierzu gehören z. B., an einem anderen Platz zu lernen (z. B. an anderem Platz in der Wohnung, einer Bibliothek); für eine begrenzte Zeit bei einem Bekannten wohnen oder dort lernen; sich zum geplanten Beginn einer Lerneinheit von einem Freund anrufen und motivieren lassen; vor Beginn des Lernens seine Lieblingsmusik hören und sich dadurch beruhigen; zwei zentrale Sätze zur Bekämpfung der Nervosität auf ein Plakat schreiben und direkt vor den Schreibtisch hängen etc.
Für das Einüben von Prüfungssituationen ist es besonders bei mündlichen Prüfungen wichtig, diese in Rollenspielen zu üben. Hierbei ist es hilf-

reich, solche Übungen beispielsweise zusammen mit Mitlernenden in einer Arbeitsgruppe zu machen.

6. *Für emotionale Entlastung sorgen und soziale Unterstützung einholen.* Die betroffene Person soll instruiert werden, verfügbare Quellen sozialer Unterstützung für sich in Anspruch zu nehmen, um in den lernfreien Zeiten genügend Ausgleich zu haben. Die Unterstützung kann sich dabei auf praktische Aspekte beziehen (z. B. andere darum bitten, alltägliche Aufgaben zu erledigen), aber auch auf prüfungsbezogene emotionale Unterstützung.
   Das individuell unterschiedliche Bedürfnis nach sozialen Kontakten soll hierbei berücksichtigt werden. Wer den Kontakt mit anderen als eher anstrengend empfindet, sollte solche Aktivitäten nach eigenem Bedürfnis dosieren. Ausgleich und das Mobilisieren von Kraftreserven gelingt auch alleine; beispielsweise mit Besuchen von Kultur- oder Sportveranstaltungen und Kinogängen, durch eigene sportliche Aktivitäten oder Lesen fachfremder Literatur.

Entlastung und Unterstützung

7. *Engmaschig betreuen und/oder ausgewählte Bezugspersonen in den Plan mit einbeziehen.*
   Zum Adaptieren der Maßnahmen an die Krisensituation können häufigere Beratungs- oder Therapietermine zu Beginn des Kontaktes notwendig und hilfreich sein. Diese können auch telefonisch erfolgen und im Sinne eines „Coachings" durchgeführt werden. Um die akute Krise frühzeitig zu erkennen und um eine gewisse Stabilität zu fördern, kann es sinnvoll sein, ausgewählte Bezugspersonen in die Planung der Vorbereitungen einzubeziehen – sowohl hinsichtlich der Unterstützung beim Lernen und dem Einhalten des Plans (z. B. durch „Abhören" oder „Kontrollanrufe") als auch bezüglich der Ausgleichsaktivitäten (sich zum Kinobesuch oder Sport treiben verabreden; sich zum Essen einladen lassen).

Enge Betreuung

Merke: Kurzberatung bei Prüfungsängsten

Auch im einzeltherapeutischen Setting kann die Möglichkeit einer Kurzberatung erwogen werden, wenn bei der Exploration deutlich wird, dass keine Indikation für eine psychotherapeutische Behandlung der geschilderten Prüfungsängste oder sonstiger Problembereiche besteht.

4.2 Module einer psychotherapeutischen oder beratenden Intervention

Für eine systematische, etwas längerfristige Bearbeitung von Prüfungsängsten werden im Folgenden sieben Module vorgestellt.

Die sieben Interventionsmodule
Modul 1: Gründe für Lernen – Motivationsstrategien
Modul 2: Lernen planen – Zeitmanagement und Arbeitspläne
Modul 3: Wie lernen? – Lernstrategien und Gedächtnistechniken
Modul 4: Für Ausgleich sorgen – Entspannungstechniken und individuelle Verstärker
Modul 5: Knoten im Kopf auflösen – Kognitive Techniken zum Umgang mit hinderlichen Gedanken
Modul 6: Ganz entspannt in der Prüfung – Systematische Desensibilisierung als Technik der Spannungsreduktion während der Prüfung
Modul 7: Übung ist alles – Konkrete Vorbereitung auf die Prüfungssituation

Reihenfolge der Module

Womit fange ich an? Die sieben Module für die umfassende Bearbeitung von Prüfungsängsten sind nicht im Sinne eines festgelegten Manuals zu verstehen, mit dem die Module in einer festgelegten Reihenfolge bearbeitet werden. Die Module können je nach Indikation und dem individuellen Bedarf unterschiedlich intensiv bearbeitet und auch in unterschiedlicher Reihenfolge eingesetzt werden. Möglich ist auch ein paralleler Einsatz der in den Modulen vorgeschlagenen Vorgehensweisen. Für den Einsatz im Rahmen einer Gruppenbehandlung ist die aufgezeigte Reihenfolge zu empfehlen.

4.2.1 Modul 1: Gründe für Lernen – Motivationsstrategien

Motivation als aufrechterhaltender Faktor

In vielen Fällen ist bei den von Prüfungsängsten belasteten Personen die grundsätzliche Motivation zum Absolvieren der anstehenden Prüfungen und ggf. zum Erreichen des Ausbildungs- oder Studienziels vorhanden. Durch negative Erfahrungen im Zusammenhang mit Prüfungen, wegen aufkommender Zweifel am persönlichen Ziel, den Ausbildungsgang abzuschließen, oder wegen Problemen mit einzelnen Bereichen oder Fächern kann die Motivation für Prüfungsvorbereitung und Prüfung gemindert sein. Bei manchen Betroffenen hängen die Prüfungsängste auch mit allgemeiner Unzufriedenheit mit der aktuellen Ausbildungssituation zusammen. Eine dritte Variante von Motivationsproblemen kann auf tatsächlich vorhandene Fertigkeitsdefizite für die einzelne Prüfung oder gar das Ausbildungsziel als Ganzes zurückgeführt werden. Weiterhin ist das Auftreten von grundsätzlichen Selbstzweifeln, wie sie bei depressiven Reaktionen oder klinisch relevanten Affektiven Störungen vorkommen, meist auch mit starken Beeinträchtigungen der Studien- und Prüfungsmotivation verbunden. Darüber hinaus ist eine Kombination aus den genannten Faktoren durchaus häufig.

Solange die prinzipielle Entscheidung für die gewählte Ausbildung nicht grundsätzlich positiv ist oder ambivalent erscheint, muss diese Ambivalenz im Rahmen der Beratung bzw. Therapie thematisiert werden. Dabei ist es meist ein nicht realistisches Ziel, solche Unsicherheiten hinsichtlich eines Ausbildungsziels in Gänze zu klären oder „wegzudiskutieren". In der Regel hängen mit entsprechenden Zweifeln (ungünstige) Vorstellungen über das Ausbildungsziel und die „Zeit danach" zusammen. Die Motivationsarbeit hat in diesem Fall zunächst das Ziel, die Ambivalenzen als verstehbare Reaktion auf die aktuelle, aversive Prüfungssituation sowie die Unsicherheit bezüglich eines Ausbildungsziels zu interpretieren und zu akzeptieren. Günstig ist, wenn es gelingt, dass der Prüfling die Unsicherheiten und Ambivalenzen als der Situation „angemessen" attribuiert. In der therapeutischen Strategie ist es weiterhin sinnvoll, einen ggf. vorliegenden grundlegenden Entscheidungsdruck aus der Situation herauszunehmen. Falls sich der Betroffene entschieden hat, die Prüfung zu machen, sollte er bereit sein, die eigene grundsätzliche Unsicherheit bezüglich des Ausbildungsziels zu akzeptieren, eine finale Entscheidung jedoch nicht in der akuten Prüfungssituation zu treffen, sondern auf die Zeit nach der Prüfung zu „vertagen". Daraus folgt, dass er sich zunächst der anstehenden Aufgabe, nämlich der Prüfung widmet. Hilfreich in einer solchen Situation ist also die Trennung der momentanen Bereitschaft, sich der aktuellen Prüfungsanforderung zu stellen, von der häufig so gesehenen Verpflichtung, das Ausbildungsziel insgesamt zu erreichen und in Zukunft den entsprechenden Beruf auch ausüben bzw. andere erwartete Verpflichtungen in jedem Fall übernehmen zu müssen.

„Als-ob"-Strategie

Hilfreich kann dabei sein, die Prüfung und die Vorbereitung dazu als eine Art momentanen persönlichen „Test" zu betrachten, ob das gewählte Fach tatsächlich den persönlichen Erwartungen und Neigungen entspricht. Hilfreich ist dabei auch die „Als-ob"-Strategie. Dabei wird mit dem Prüfungsängstlichen vereinbart, sich für die kommende Zeit bis zur Prüfung so zu verhalten, „als ob" das Ausbildungsziel das Wunschziel wäre. Die Prüfung auf Richtigkeit dieser Annahme wird auf später verschoben.

Merke: Prüfungsangst und Motivation

Motivationsprobleme im Rahmen der gesamten Ausbildungs- oder Berufssituation stellen manchmal durch die wiederkehrenden interferierenden Zweifel- und Grübelgedanken einen die Prüfungsängste verstärkenden Faktor dar. Ziel im Rahmen der Behandlung der Prüfungsängste ist zunächst das Begrenzen und Aufschieben der Zweifel auf die Zeit nach der Prüfung.

Unterstützend könnte sich die Person in Form einer Selbstverpflichtung – in der die oben genannten Aspekte enthalten sind – erklären, sich in der aktuellen Prüfungsphase „unter diesen Umständen" auf die Prüfungsvorbereitung einzulassen und die Zweifel über die grundsätzliche Entscheidung für den gewählten Ausbildungsweg zurückzustellen.

Reduktion von Grübeln

Charakteristisch für grüblerische Gedanken ist, dass sie um persönlich meist sehr relevante Fragen und Themen kreisen, dass die gestellten Themen und Fragen jedoch in der aktuellen Situation nicht beantwortet werden können. Daher zeichnen sich Grübelgedanken dadurch aus, dass sie in hoher Frequenz auftreten, viel Zeit in Anspruch nehmen, aber praktisch nicht weiterführen. Der Grübler kommt immer wieder am selben Punkt an.

Bei Betroffenen mit solchen oder ähnlichen unerwünschten Gedanken, die den Charakter von Grübeleien haben, kann die Technik der „Grübelzeit" eingesetzt werden. Dabei werden die Themen des Grübelns grundsätzlich als relevant anerkannt, die Person wird angeleitet, diese über den Tag hinweg zu notieren und damit „aufzuheben" und das Nachdenken über diese Inhalte auf eine bestimmte Zeit des Tages zu verschieben. Als Grübelzeit wird täglich eine bestimmte Zeitspanne definiert, in der dann die notierten Themen „aufgearbeitet" bzw. „durchdacht" werden. Hierfür sollten 15 bis maximal 30 Minuten empfohlen werden. Die Patienten werden angeleitet, entlang der Notizen und der Grübelthemen diese Zeit explizit dem Grübeln über die relevanten Themen zu widmen. Parallele Aktivitäten sollten in dieser Zeit unbedingt unterbleiben. Die dann „ergrübelten" Gedanken und Schlussfolgerungen werden schriftlich festgehalten und können dann am Ende der vereinbarten grübelfreien Periode, z. B. nach der Prüfung, als Grundlage beispielsweise für die aufgeschobene Entscheidung über den weiteren Studienverlauf dienen. Beim Einsatz dieser Technik müssen die Betroffenen auf die Charakteristik von Grübelgedanken hingewiesen werden. Grübelgedanken sind zirkulär, sie sind erkennbar daran, dass die gestellten Fragen bzw. die Probleme prinzipiell relevant sind, aber meist nicht beantwortet bzw. gelöst werden können (z. B. die Fragen „Wie werde ich in diesem Beruf zurechtkommen?", „Werde ich in diesem Beruf glücklich werden?", „Werde ich genügend Chancen haben, eine Stelle zu finden und mit dem Verdienst mich und eine Familie zu versorgen?"). Daher ist es auch wichtig, darauf hinzuweisen, dass auch die Grübelzeit meist nicht zu (befriedigenden) Lösungen oder Antworten auf die gestellten Fragen und Probleme führen wird, sie aber dennoch notwendig sei.

Motivationsklärung

Zur Klärung und Verbesserung der Motivation können verschiedene (meist kognitive) Techniken eingesetzt werden:

- Problemlöseansätze (Womit bin ich unzufrieden und welche Alternativen gäbe es?)
- Fantasiegestützte Ansätze, z. B. „Wie sieht mein (berufliches) Leben in fünf Jahren aus, wenn alles so läuft, wie ich es mir wünsche?"
- Abwägen der aktuellen Situation oder des aktuellen Studienfaches mit Alternativen auf einer Pro/kontra-Liste oder eine Berufsberatung

• Kreativ-künstlerische Ansätze, z. B. Erstellen einer Collage zum Thema „Wie sieht mein Leben in fünf Jahren aus?“

Durch konkretes Explorieren können dann zunächst global formulierte Wünsche, wie z. B. „selbstständig arbeiten“ oder „anderen helfen“, weiter spezifiziert werden, so dass letztlich deutlich wird, ob die aktuelle Ausbildungssituation mit den übergreifenden Zielen in Übereinstimmung steht.

Falls bei dieser Analyse deutlich wird, dass die gewählte Ausbildung oder Berufstätigkeit nicht oder in nur geringem Maße mit den individuellen Zielen in Einklang zu bringen ist, kann es durchaus das Ergebnis einer Beratung bzw. Therapie sein, eine Ausbildung abzubrechen, einen neuen Weg einzuschlagen oder den Ausbildungsplatz zu wechseln. Nicht zu empfehlen und problematisch ist, das Studium oder die Ausbildung dann abzubrechen, wenn noch keine Alternative erarbeitet wurde. Dies erhöht in der Regel die Belastung durch die anstehende Entscheidung. Sind die Rahmenbedingungen für eine Übergangszeit jedoch geklärt, kann durchaus eine Art „Berufsfindungsphase“ erwogen werden, in der z. B. in Form eines Praktikums ein alternatives Berufsfeld erprobt wird.

Im Rahmen der Motivationsanalyse tritt ggf. zutage, dass zwar das Gesamtziel der Ausbildung den eigenen Wünschen entspricht, jedoch die aktuelle Situation in der Ausbildung, einzelne konkrete Anforderungen und Fächer oder Einzelheiten der Ausbildungssituation (z. B. Mitstudierende, Kolleginnen und Kollegen, Verhaltensweisen von Vorgesetzten, Lehrern oder Prüfern) im Konflikt mit individuellen Wünschen, Zielen und Vorlieben stehen. Unter diesen Umständen ist es notwendig, auch diese Zusammenhänge deutlich werden zu lassen und das Erreichen kurzfristiger, einzelner Ziele oder das Reduzieren von momentanen Unzufriedenheiten mit einzelnen Aspekten dem zentralen Ziel (z. B. Berufsabschluss) unterzuordnen. Möglich erscheinen dabei „einfache“ Maßnahmen, um beispielsweise soziale Kontakte im Studium zu fördern (z. B. Anregung einer Teilnahme an Freizeitaktivitäten einer Fachschaft), bis hin zu einem Studienortwechsel, einem Wechsel des Ausbildungsplatzes oder einer Modifikation der Ausbildung in Hinblick auf eine andere Fächerkombination.

Grübelzeit

Betroffenen fällt es oft schwer, sich auf entsprechende Entscheidungen einzulassen und sie „gelten“ zu lassen. Sie grübeln auch nach einer Entscheidung weiter über deren Richtigkeit nach. In diesen Fällen ist es nicht hilfreich, sich immer wieder auf diese Diskussionen einzulassen und mit immer neuen Techniken eine möglicherweise „bessere“ Entscheidung herbeizuführen. Stattdessen ist es zielführend, die Dysfunktionalität von „Grübeln“ deutlich zu machen und Hilfestellungen zu geben, dieses Grübelverhalten einzuschränken bzw. unter zeitlicher Kontrolle eine Zeit („Grübelzeit“) zuzuweisen.

> **Merke: Prüfungsangst und Ausbildungsentscheidungen**
>
> Unsicherheiten bezüglich der gewählten Ausbildung bzw. Ausbildungssituation können mit Gesprächsführungs- und kreativen Techniken gut aufgedeckt und bearbeitet werden. Grübeleien über noch offene oder bereits getroffene Entscheidungen sollen dabei auf „Grübelzeiten“ beschränkt werden.

Das folgende Beispiel veranschaulicht ein entsprechendes Vorgehen:

Fallbeispiel

Fallbeispiel

Th.: „Wenn ich Sie recht verstanden habe, ging es Ihnen letzte Woche nicht gut, weil Sie weiterhin viel Zeit damit verbracht haben, immer wieder darüber nachzudenken, ob Sie in Ihrem Studium richtig aufgehoben sind, ist das richtig?“
Pat.: „Ja, ich habe immer das Gefühl, dass ich mit diesem Fach nicht so glücklich werden kann. Ich tue mich bei vielen Themen viel schwerer als meine Kommilitonen und muss alles zweimal lesen, bevor ich es einigermaßen verstehe. Ich habe Sorge, die Zeit nutzlos zu vergeuden, wenn ich jetzt weiter studiere, obwohl ich das Studium sowieso abbrechen werde.“
Th.: „Genau, das waren sehr gewichtige Argumente, die wir beim letzten Mal ja auch schon besprochen hatten. Letztlich hatten Sie sich letzte Woche aber dafür entschieden, dieses Semester noch zu Ende zu studieren. Können Sie sich noch an die Gründe für diese Entscheidung erinnern bzw. können Sie ansonsten Ihre Aufzeichnungen von letzter Woche zu Rate ziehen?“
Pat.: „Ja, es gab schon auch gute Gründe dafür, dieses Semester noch weiter zu studieren. Aber ich komme einfach immer wieder ins Zweifeln. Was passiert, wenn die Entscheidung doch falsch war?“
Th.: „Was wäre denn, wenn die Entscheidung falsch wäre?“
Pat.: „Ja, darüber hatten wir ja auch schon gesprochen: Letztlich würden daraus keine Katastrophen entstehen. Aber ich würde mich einfach schlecht fühlen!“
Th.: „Was müsste denn passieren, damit Sie sich in Ihrer jetzigen Situation zu 100 % gut fühlen würden?“
Pat.: „Mir müsste jemand sagen, dass ich in jedem Fall das Richtige tue!“
Th.: „Okay, das hört sich doch vielversprechend an – wer ist denn dieser Jemand? Ist es jemand, der Sie gut kennt, oder jemand, der von Ihrem Studienfach große Ahnung hat, oder jemand, der Ihre alternativen Interessen teilt, oder jemand, der einfach sehr viel Lebenserfahrung hat?“
Pat.: „Hmm, eigentlich müsste es jemand sein, der alles dies hat, also sozusagen ein perfekter Mensch. Hört sich nicht so wahrscheinlich an, dass es diese Person geben könnte … Und selbst wenn es jemand annä-

hernd so geben würde, würde ich vermutlich auch wieder etwas finden, warum mich dessen Empfehlung doch wieder nicht absolut überzeugt."
Th.: „Kann es sein, dass es letztlich keine eindeutig richtige Entscheidung geben kann? Wir haben ja schon gesehen, dass es gute Gründe für beide Alternativen gibt: Erst mal dieses Semester weitermachen oder direkt aufhören."
Pat.: „Hmm, ja, das könnte schon sein."
Th.: „Ich überlege gerade. Könnte es sein, dass der Grund, warum Sie sich schlecht fühlen, darin liegt, dass Sie etwas wollen, was es gar nicht geben kann, nämlich die Gewissheit jetzt eine Entscheidung zu treffen, die für den Rest Ihres Lebens genau die Richtige ist?"
Pat.: „Ja, das könnte sein!"
Th.: „Wir wissen aus der Psychologie von Entscheidungssituationen, dass es praktisch für niemanden möglich ist, die Konsequenzen von wichtigen Lebensentscheidungen in allen möglichen Aspekten zu überblicken. Wie Ihnen fällt es auch vielen anderen Menschen schwer auszuhalten, dass Sie nicht wissen, ob eine Entscheidung wirklich richtig ist. Ihnen fällt es derzeit auch sehr schwer, dass Sie vielleicht in ein paar Monaten oder auch erst Jahren oder gar niemals merken werden, ob Sie sich jetzt in dieser Situation ungünstig entschieden haben. Auf der anderen Seite müssten wir alle Hellseher sein, um heute mit Sicherheit zu wissen, welche Konsequenzen wichtige Entscheidungen haben. Von daher empfehlen wir, das Grübeln zeitlich zu begrenzen und den einmal gewählten Entschluss nicht immer wieder in Frage zu stellen. Ich möchte Sie daher fragen, ob es für Sie in Ordnung ist, dass Sie – zunächst bis zur nächsten Sitzung – so tun, als ob die Entscheidung, den Beruf auch ausüben zu wollen, in dieser Weise gefallen wäre. Welche Konsequenz hat diese Entscheidung für das Vorgehen in der nächsten Woche?"
Pat.: „Ich glaube, dann würde ich mich auf die Prüfungsvorbereitungen konzentrieren."
Th.: „In Ordnung. Ich schlage vor, wir konzentrieren uns jetzt hier auch darauf, wie Sie Ihre Zeit in der kommenden Woche für das Lernen nutzen. Sind Sie damit einverstanden?"

4.2.2 Modul 2: Lernen planen – Zeitmanagement und Arbeitspläne

Zeitmanagement

Langfristige Prüfungsvorbereitung

Die Vorbereitungszeit für eine Prüfung umfasst in der Regel einige Wochen oder gar Monate. Oft müssen mehrere Prüfungen gleichzeitig vorbereitet werden. Parallel dazu sind meist dennoch die Routineaufgaben in privaten und ausbildungsbezogenen Bereichen zu bewältigen. Um während des gesamten Vorbereitungszeitraums möglichst gute Lernbedingungen zu haben, ist es daher sinnvoll, die Vorbereitungszeit sowie die anderen Aufgaben von Anfang an gut zu strukturieren. Hierzu gehört ein Vorbereitungsplan, d. h., es muss festgelegt werden, zu welchen Zeiten welche Themen in welcher Form bearbeitet werden sollen. Bei dem zeitlichen Vorbereitungsplan müssen zudem Wiederholungs- und Übungszeiten berücksichtigt werden (vgl. auch die Karte „Zeitplan für eine optimale Prüfungsvorbereitung" im Anhang des Buches).

Bedenken gegen langfristige Planungen

Nicht selten bestehen Bedenken gegen eine solche frühe und langfristige Planung:

„Ich kann doch jetzt noch gar nicht absehen, was alles an Aufgaben auf mich zukommt."
Sicher sind auch Prüfungszeiten nicht bis in alle Details planbar. Es ist jedoch schon einige Zeit vor der Prüfung klar, was die zu bewältigenden Aufgaben sein werden, d. h. zum Beispiel, welche Texte gelesen und welche Inhalte bis zum Prüfungstermin gelernt sein müssen. Auch einige regelmäßig anfallende Aufgaben sind von vornherein planbar. Hierzu gehören z. B. der Besuch von Vorlesungen und Seminaren oder alltägliche Aufgaben im Haushalt sowie möglicherweise Verpflichtungen im Rahmen einer Arbeitstätigkeit. Nicht zuletzt soll im Plan der nicht perfekten Planbarkeit vielen Lebensaspekten Rechnung getragen werden, indem Zeiten für wechselnde Aufgaben und Pufferzeiten für ungeplante Tätigkeiten berücksichtigt werden.

„Ich habe keine Lust, mein Leben für die nächsten Monate zu verplanen."
Hier kann die Gegenfrage gestellt werden: Haben Sie denn Lust, in der Zeit kurz vor der Prüfung hektisch, überlastet, nervös und ängstlich zu sein oder wegen einer ungünstigen Planung in der Prüfung schlecht abzuschneiden oder sie verschieben zu müssen? Gerade für Personen, die zu Prüfungsängsten neigen, kommt in der Zeit vor der Prüfung meist noch eine verstärkte Angst als zusätzliche Belastung hinzu. Umso wichtiger ist es, dann nicht noch durch falsche oder fehlende Planung zusätzlich gestresst zu werden.

„Ich bin einfach kein Planungstyp."
Ähnlich wie beim vorigen Einwand kann besprochen werden, ob die Person als Alternative zum „Planungstyp" eher ein „Hektik-Typ" sei. Falls diese Frage bejaht wird, kann diskutiert werden, ob sie dies für immer bleiben möchte? Falls die Person die Erfahrung gemacht hat, dass sie trotz schlechter Planung bislang immer gut vorbereitet und ruhig in die Prüfung ging, wäre auch tatsächlich nichts gegen eine unstrukturierte Prüfungsvorbereitung einzuwenden. Die kritische Frage liegt jedoch darin, ob nicht kurz vor der Prüfung Zeitnot und Druck immer stärker werden, die durch eine frühzeitige Planung hätten verhindert oder zumindest vermindert werden können.

Merke: Zeitplanung für Prüfungen

Je umfangreicher der Prüfungsstoff bzw. je mehr Prüfungen innerhalb eines bestimmten Zeitraums zu absolvieren sind, desto größer die Bedeutung eines mittel- und langfristigen Zeitplans zur Prüfungsvorbereitung, um alle Themen bearbeiten zu können. Dazu gehört auch, sonstige Aufgaben und Belastungen mit in den Plan einzubeziehen.

Zeitliche Analyse von Aktivitäten

Für eine lang- bzw. mittelfristige Prüfungsplanung ist es hilfreich, sich zunächst einen Überblick darüber zu verschaffen, wie das Lernverhalten und sonstige Anforderungen des Alltags sich zueinander verhalten. Dazu können Protokollbögen eingesetzt werden, in die die regelmäßigen Tätigkeiten eines Tages oder auch eines längeren Zeitraums aufgenommen werden. Es wird angemerkt, in welche Kategorie diese Tätigkeit fällt. In Anlehnung an das Mannheimer Prüfungscoaching-Programm (Messer & Bensberg, 2007) empfehlen wir die Kategorien „Lernen", „Studium/Beruf", „Alltag", „Erholung" und „Sonstiges".

Unter „Lernen" fallen alle Tätigkeiten, die direkt der Prüfungsvorbereitung dienen, z. B. das Lesen und Zusammenfassen von Texten, das Lernen von Vokabeln, aber auch das Besorgen der zur Vorbereitung notwendigen Unterlagen.

Zum Bereich „Studium/Beruf" gehören alle Aufgaben, die im Rahmen der Ausbildung entweder regelmäßig (z. B. Seminare, Vorlesungen) oder einmalig (z. B. Referatsvorbereitung) auftreten. Falls die prüfungsängstliche Person nicht studiert, sondern die Ängste im Rahmen einer Aus-, Fort- oder Weiterbildung auftreten, sollte die Kategorie entsprechend umbenannt werden.

Unter „Alltag" sollen alle Tätigkeiten subsumiert werden, die nötig sind, um die aktuelle Lebensführung aufrechtzuerhalten. Hierzu gehören alltägliche Aufgaben im Haushalt (z. B. Wäsche waschen, Einkaufen oder Putzen), aber ggf. auch die Zeit für die Kinderbetreuung oder für den Nebenjob.

Die Kategorie „Erholung" umfasst alle Perioden, in denen die Person Dinge unternimmt oder sich Aktivitäten hingibt, die als subjektiv angenehm und erholsam erlebt werden. Dies können z. B. Unternehmungen mit einem Partner, soziale Kontakte mit Freunden oder sportliche Aktivitäten sein. Hierzu gehören auch Zeiten für Freizeitbeschäftigungen oder eher ungeplante Aktivitäten, wie ein längeres Telefonat mit einer guten Freundin.

Wichtig ist auch die Kategorie „Weiteres". Hier sollten vor allem Aktivitäten notiert werden, die „nebenbei" Zeit brauchen. Dazu gehören Dinge wie „Surfen im Internet", „Chatten", „E-Mails beantworten", „Telefonieren" oder „Fernsehen". Teilweise sind diese Aktivitäten sicherlich auch sinnvolle

Alltagsaktivitäten, soziale Aktivitäten oder Aktivitäten zum Erholen und Entspannen. Oftmals entpuppen sich diese Tätigkeiten jedoch als regelrechte „Zeitfresser" und haben nicht selten die Funktion, sich von dem anstehenden, aber lästigen Lernen abzulenken.

Merke: Beobachtungsprotokolle für Lernverhalten

Für die Analyse des Lernverhaltens innerhalb kürzerer Zeiträume (z. B. eine Woche) bieten sich Beobachtungsprotokolle an (vgl. Abb. 2). Daraus wird deutlich, welchen Raum aktuell andere Lebensbereiche wie andere Verpflichtungen, soziale Kontakte oder Freizeitaktivitäten beanspruchen. Davon ausgehend können zum einen ungünstige Verteilungsmuster identifiziert und verändert werden (z. B. zu lange Lerneinheiten ohne Pause, zu seltene Lernphasen) oder aber der mittelfristige Lernplan an die gegebenen Möglichkeiten angepasst werden.

Das Protokoll sollte so detailliert wie möglich ausgefüllt werden, so dass deutlich werden kann, wann z. B. zu viel Zeit ineffektiv verbracht wird und wo die Person sich zu viele Aufgaben ohne angemessene Erholungspausen aufbürdet. Ein Protokollbogen könnte beispielsweise wie in Abbildung 2 dargestellt aussehen.

Tagesplan

Datum: Dienstag, 12. Dezember

Uhrzeit	Tätigkeit	Dauer (Min.)	Bereich (L/S/A/E)
07:30–08:30	Aufstehen, Duschen, Anziehen (selbst und Kind), Frühstücken	60	A
8:30–09:30	Kind in den Kindergarten bringen	60	A
09:30–10:00	Küche aufräumen, Wäsche sortieren, in Waschmaschine, 10 Minuten Zeitung lesen	30	A, E
10:00–10:40	Schreibtisch aufräumen, E-Mails beantworten, im Internet nach Geburtstagsgeschenk bei Ebay suchen	40	A
10:40–11:30	Kapitel für Prüfung lesen, Exzerpt machen	50	L
11:30–11:50	Wäsche abhängen und sortieren, Wäsche aufhängen	20	A
11:50–12:20	Weiter im Kapitel lesen, lernen	30	L
12:20–13:10	Einkaufen, Kochen	50	A
13:10–13:30	Kind aus dem Kindergarten abholen	20	A
13:30–15.00	Mit Tochter zu Hause essen, spielen	90	A

15:00–16:30	Lernen	90	L
16:30–17:20	Mit Tochter spielen, sie dann zu einer Nachbarin bringen	50	A
17:20–18:30	Lernen, unterbrochen durch Telefonat (20 Minuten) mit Kommilitonin, teilweise über Studieninhalte gesprochen	70	L, E
18:30–20:00	Tochter abholen, Abendbrot essen, Küche aufräumen, Tochter ins Bett bringen	90	A
20:00–20:15	Tagesschau	15	E
20:15–21:45	Fernsehen	90	E
21:45–22:35	Lernen	50	L
22:30–23:00	Im Bett lesen, anschließend schlafen	30	E

Summen über den Tag hinweg:

Zeit für Lernen (L):	275 Min.	Zeit für Studium/Beruf (S):	0 Min.
Zeit für Alltag (A):	500 Min.	Zeit für Sonstiges:	0 Min.
Zeit für Erholung (E):	160 Min.		

Wie typisch war dieser Tag für den Alltag? (0 = „gar nicht typisch“ bis 10 = „sehr typisch“): 7

Wie zufrieden waren Sie mit dem, was Sie heute von Ihren Aufgaben umgesetzt haben? (0 = „gar nicht zufrieden“ bis 10 = „sehr zufrieden“): 5

Abbildung 2: Beispiel für Protokollbogen

Die Zuordnung zu einer bestimmten Kategorie kann unter Umständen nicht eindeutig sein, z. B. könnte das gemeinsame Kochen mit einer Freundin für die WG als Erholung eingestuft werden, ebenso jedoch als Alltag, wenn es zu den üblichen Pflichten in der WG gehört. Ebenso wird Einkaufen von manchen Personen als „Alltag“ empfunden, von anderen jedoch als sehr bereichernder Aspekt von „Erholung“. Hier sind immer die subjektiven Einstufungen der Person relevant. Letztlich besteht das Ziel der Selbstbeobachtung nicht darin, den Alltag lückenlos in Kategorien einordnen zu können, sondern einen Überblick über die derzeitige Alltagsstruktur zu bekommen.

Um einen zuverlässigen Überblick zu bekommen, empfiehlt es sich, die Protokolle tageweise über mindestens eine Woche hinweg auszufüllen. Sollten dabei sehr viele untypische Tage auftreten, ist es sinnvoll, die Beobachtungszeit zu verlängern.

Die Auswertung der Protokolle geschieht gemeinsam; Leitfragen können dabei folgende sein:

Ausgewogene Lebensbereiche

- Wie viel Zeit fällt auf die Tätigkeiten der einzelnen Bereiche?
- Wie sind die Aktivitäten über den Tag hinweg verteilt?
- Gibt es Tage, an denen einzelne Komponenten sehr stark vertreten sind (z. B. ein Tag mit acht Stunden Studium)?
- Sind „Zeitfresser" vorhanden, d. h. Phasen, in denen viel Zeit für letztlich unwichtige Dinge aufgewendet wird?
- Wodurch zeichnen sich Tage aus, die als besonders zufriedenstellend beurteilt wurden (Frage am Ende des Protokollbogens)?

Aus der Beantwortung der Fragen können gemeinsam Ansätze für mögliche Veränderungen erarbeitet werden. Es geht dabei weder darum, dass alle Personen den gleichen „optimalen" Lern- und Arbeitsplan durchführen, noch darum, nur noch „perfekte Lerntage" zu haben. Vielmehr ist wichtig, dass die Person für sich selbst erkennt, wie sie im Rahmen ihrer Pflichten und Möglichkeiten ihre Planung verbessern kann, z. B. wo zusätzliche Freizeitphasen hilfreich wären, wo die „Zeitfresser" sind, zu welchen Zeiten und unter welchen Bedingungen Lernen gut gelingt und wodurch Ablenkungen gegeben sind. Zusätzlich können die vier Bereiche analysiert werden:

Planung von Lernphasen

Bereich Lernen:

- Zu welchen Tageszeiten kann die Person besonders gut lernen?
- Mit welchem Pausenrhythmus kann das Lernen besonders effektiv ablaufen?
- Gibt es Aufgaben, die vorher erledigt sein sollten, weil sie sonst vom Lernen ablenken?
- Welche Zeit ist unter den gegebenen Bedingungen und sonstigen Anforderungen für das Lernen maximal erreichbar?

Bereich Studium:

- Wie viel Zeit wird über die Teilnahme an Lehrveranstaltungen hinaus investiert?
- Sind die Verpflichtungen alle an eine bestimmte Zeit gebunden oder könnten sie zugunsten einer konstanten Prüfungsvorbereitung auch verschoben werden?

Bereich Freizeit:

- Hat die Person genügend Freizeitaktivitäten oder ist es nötig, hier zum Ausgleich für Lernphasen zusätzliche Aktivitäten aufzunehmen? Dabei ist zu beachten, dass Freizeitaktivitäten nicht gleich den Umfang eines neuen Hobbies haben müssen, sondern auch aus einer „Viertelstunde Zeitunglesen" bestehen können.
- Sind die Freizeitabschnitte sinnvoll über die Woche verteilt, so dass sich Regenerationseffekte auch auf die Lernzeiten positiv auswirken können?
- Können Freizeitaktivitäten auch im Plan verschoben werden, so dass sie im Verlauf der Woche als Ausgleich dienen können, im Gegensatz zu einer mit Arbeit gefüllten Woche und einem mit Freizeitaktivitäten vollgestopften Wochenende?

- Sind die Aktivitäten an sich als Ausgleich zu den Lern- und Arbeitsphasen sinnvoll? So ist es vermutlich anregender, nach drei Stunden am Schreibtisch eine halbe Stunde Joggen zu gehen als eine halbe Stunde ebenfalls am Schreibtisch Kreuzworträtsel zu lösen.

Einplanen von Hindernissen

Ungeplante Aktivitäten, die durch andere Personen initiiert werden, z. B. der Anruf einer Freundin oder die Einladung zu einem Grillabend, werden häufig als sehr anregend und angenehm erlebt, interferieren aber nicht selten mit den Plänen für das Lernen. Hier sollte entschieden werden, ob solche Aktivitäten unter bestimmten Bedingungen „erlaubt" sind oder ob zugunsten einer stressfreien Prüfungsvorbereitung für eine bestimmte Zeit auf spontane Aktivitäten verzichtet wird. In letzterem Falle ist es sinnvoll, Freunde und Freundinnen vorher über den Plan zu informieren, um nicht immer wieder in Versuchung geführt zu werden. Alternativ kann überlegt werden, zeitliche Freiräume für spontane Veränderungen des Plans mit einzuplanen, indem bestimmte geplante Tätigkeiten gegeneinander ausgetauscht werden (z. B. heute mit Freunden ins Kino gehen und stattdessen morgen Abend statt des Abends mit Freunden die Zeit für die Prüfungsvorbereitung nutzen). Ungünstig ist es jedoch, wenn durch spontane Aktivitäten Lernphasen auf Zeiten verlegt werden, in denen die Aufnahmefähigkeit geringer ist (z. B. dann nach dem Kinobesuch noch zu lernen) oder die Tätigkeit auf unbestimmte Zeit verschoben wird.

Bei allen Überlegungen sollte bedacht werden, dass die Freizeitaktivitäten kein „Luxus" sind, der im Zweifelsfall dem Lernen geopfert werden kann, sondern dass gerade in Phasen erhöhter Anstrengung ausgleichende Aktivitäten wichtig sind, um einen Ausgleich zur überwiegend kognitiven Arbeit zu bieten und die Konzentrations- und Lernfähigkeit beizubehalten.

Bereich Alltag:
- Ist der Zeitbedarf für Alltagstätigkeiten deren Bedeutung angemessen oder könnte hier zugunsten von mehr und entspannterer Lernzeit rationalisiert werden? So könnte z. B. festgelegt werden, dass montags und donnerstags aufgeräumt wird, anstatt immer mal wieder zwischendurch ein bisschen zu räumen.
- Können bestimmte Alltagspflichten für eine begrenzte Zeit umgeschichtet werden? So könnte beispielsweise für die Woche vor der Prüfung vereinbart werden, dass Haushaltspflichten auf die Zeit nach der Prüfung getauscht werden.

Lernpläne

Inhaltliche Planung des Lernens

Wenn klar ist, welche Zeiten zum Lernen zur Verfügung stehen, kann auf dieser Grundlage der zu lernende Stoff auf die zur Verfügung stehende Zeit aufgeteilt werden. Falls dies noch nicht geschehen ist, muss daher unbedingt in Erfahrung gebracht werden, was genau gelernt werden muss und in welcher Form es in der Prüfung reproduziert werden muss: Welche Angaben zur Prüfungsliteratur gibt es? Existieren darüber hinaus Quellen, die ebenfalls beachtet werden sollten, z. B. Sekundärliteratur oder Prüfungsmitschriften? Müssen noch weitere Dinge geklärt oder besorgt werden? Reicht es, bestimmte Aspekte des Stoffs wiederzuerkennen (z. B. bei Multiple choice-Aufgaben), oder muss das Wissen auch selbst gegliedert und ansprechend präsentiert werden (z. B. in mündlichen Prüfungen)? Entsprechend muss z. B. für die spezifische Vorbereitung auf mündliche Prüfungen mehr Zeit – zum Beispiel für das Üben der Prüfungssituation in Rollenspielen – eingeplant werden.

Wenn in gleichzeitig vorzubereitenden Prüfungen ähnliche Inhalte zu lernen sind, ist es sinnvoller, diese nicht zeitnah zu bearbeiten, da sonst die Differenzierung der Fachgebiete und Prüfungen erschwert wird.

Wenn die Gesamtmenge an Lernstoff hinreichend eingegrenzt ist, kann damit begonnen werden, ihn in kleine Abschnitte zu untergliedern und auf die Lernzeiten bis zur Prüfung aufzuteilen. Folgende Aspekte sind dabei zu bedenken:

Abwechslung beim Lernen

- *Abwechslung.* Etwas Variation beim Lernstoff hilft, die Motivation und die „Lust am Lernen“ zu erhalten! So können z. B. interessantere Bereiche als „Belohnung“ nach Phasen eingeplant werden, in denen eher langweilige Sachverhalte auswendig gelernt werden müssen. Auch wenn mehrere Prüfungen parallel vorbereitet werden müssen, kann Abwechslung zwischen den Fächern dazu beitragen, immer wieder mit Interesse ans Lernen zu gehen.

Günstige Lernzeiten

- *Zeiten und Themen an individuelle Stärken anpassen.* Bei der Planung der Lernzeiten über den Tag hinweg sollte auf den individuellen Biorhythmus des Lernenden geachtet werden: Für einen „Morgenmuffel“ ist es wenig sinnvoll, sich vorzunehmen, gleich morgens um acht Uhr ein kompliziertes Thema durchzuarbeiten. Stattdessen könnte die Lernzeit auf spätere Tageszeiten verschoben werden. Falls immer wieder „Anlaufschwierigkeiten“ beim Beginnen von Lernzeiten auftreten, sollten Einstiegshilfen entwickelt werden, z. B. eine Wiederholung des Lernstoffs vom Vortag oder weniger anspruchsvolle Vorbereitungstätigkeiten für das Lernen. Auch bei der Wahl der Themen sollte darauf geachtet werden, dass kompliziertere Themen auf Zeiten und Tage gelegt werden, an denen die Aufnahmefähigkeit besonders hoch ist.

Auf Probleme vorbereiten

- *Pufferzeiten in den Plan einbauen.* Im Plan sollten Pufferzeiten vorgesehen sein! Diese dienen dazu, unvorhergesehene Ereignisse zeitlich aufzufangen. Beispiele hierfür sind eine eigene Erkrankung oder die eines Familienmitglieds. Auch sollten Pufferzeiten dafür vorgesehen werden, dass es länger als vorgesehen dauert, sich den Lernstoff zu erschließen und einzuprägen.
- *Kürzungspotenzial für Notfälle.* Selbst bei großzügig eingeplanten Pufferzeiten kann es dazu kommen, dass das Pensum für einen bestimmten

Lernabschnitt nicht gründlich genug erledigt werden kann. In diesem Fall sollte nicht der gesamte Zeitplan geändert, d. h. beispielsweise die anderen Inhalte zeitlich nach hinten geschoben werden. Dies würde dazu führen, dass der gesamte Rest der Prüfungsvorbereitung in dem Gefühl stattfände, ständig dem eigentlichen Plan „hinterherzulaufen", und somit zur Lernanstrengung noch der Zeitdruck käme. Stattdessen sollte innerhalb des gerade bearbeiteten Abschnitts gekürzt werden; falls vor der Prüfung noch Zeit ist, kann der ausgelassene Stoff nachgeholt werden. Die Entscheidung, was zunächst ausgelassen wird, sollte nach inhaltlichen Gesichtspunkten und Kriterien der Bedeutsamkeit erfolgen. Statt des Weglassens von Inhalten ist es auch ratsam, sich einen Überblick über die noch ausstehenden Themen zu verschaffen, dabei aber an dieser Stelle auf die „Tiefe" zu verzichten.

Wiederholungen einplanen

- *Zeit für Wiederholungen und Prüfungssimulationen einplanen.* Bei der Planung sollte nicht vergessen werden, in kleinen und in größeren Abständen Zeit für Wiederholungen und Übungen zum Abruf des Wissens einzuplanen. Nur wenn das Wissen am Prüfungstag auch abgerufen werden kann, hat sich das Lernen gelohnt! Da die meisten Prüfungen auf eine freie Reproduktion des Wissens (im Gegensatz zum Wiedererkennen der richtigen Antwort) setzen, sollte dies unbedingt mit in den Lernplan integriert werden.

Realistisch planen

- *Lernzeiten und Pausen planen.* Als Faustregel kann gelten, dass mehr als sechs Stunden „reine" Lernzeit pro Tag wenig realistisch sind. Weiterhin sollte diese Zeit natürlich nicht am Stück gelernt werden, sondern muss durch Pausenzeiten aufgelockert werden. Für die meisten Lernenden ist nach eineinhalb Stunden Lernen am Stück eine Pause nötig und hilfreich. Dies stellt jedoch nur eine grobe Orientierung dar. Wer bemerkt, dass bereits nach einer Stunde die Konzentrationsfähigkeit nachlässt, muss entsprechend früher Pausen einlegen. Das Einplanen und Umsetzen von Lernpausen hängt zusätzlich auch von den bearbeiteten Inhalten und von der Art der Prüfungsvorbereitung ab (z. B. wird konzentriertes Lesen meist als anstrengender empfunden als das Wiederholen des Stoffes in einer Kleingruppe).
  Pausen sollten der Regeneration dienen und die Konzentrationsfähigkeit sowie die Motivation erhalten bzw. wiederherstellen. Daher sollten in den Pausen keine Tätigkeiten stattfinden, die gerade während des Lernens gefordert sind. So ist es günstiger, in einer kurzen Pause nicht weiterhin geistig zu arbeiten (z. B. Buch lesen oder Kreuzworträtsel lösen). Stattdessen können körperlich orientierte Tätigkeiten genutzt werden, wie z. B. ein kurzer Spaziergang, Fitness- oder Yogaübungen oder Musikhören. Aber auch alternative Tätigkeiten im Haushalt (Wäsche aufhängen, sich eine Zwischenmahlzeit gönnen, bei einer Tasse Tee kurz die Zeitung lesen) können einen guten Ausgleich darstellen. Um nach den Pausen den Wiedereinstieg ins Lernen zu schaffen, ist es hilfreich, bereits vor der Pause das Ende der Pausenaktivität festzulegen, beispielsweise

nach einer Zeit von 20 oder 30 Minuten, nach fünf Liedern von der CD oder nach einer bestimmten Anzahl von Yoga-Übungen. Des Weiteren ist es günstig, auch die Lernaktivität für die Zeit nach der Pause bereits vor der Pause vorzubereiten, z. B. bereits das Buch am entsprechenden Kapitel aufzuschlagen oder die Unterlagen für das neue Thema hervorzuholen.

Rahmenbedingungen des Lernens

Räumliche Arbeitssituation

Zusätzlich zur inhaltlichen und zeitlichen Planung sollten die Rahmenbedingungen für das Vorbereiten besprochen werden:

- Wie sieht der Arbeitsplatz der betroffenen Person aus? Lädt er zum Lernen ein? Steht der Schreibtisch in der dunkelsten Ecke des Zimmers oder ist der Lernbereich ansprechend gestaltet? Da die Person in den nächsten Monaten viel Zeit an diesem Lernplatz verbringen wird, lohnt es sich zu erwägen, den Platz falls nötig umzugestalten; z. B. indem der Schreibtisch näher ans Fenster gerückt wird oder indem er von allen Utensilien außer den Lernmaterialien freigeräumt wird.
- Ist ein ungestörtes Arbeiten möglich oder liegt der Arbeitsplatz in der „Einflugschneise" aller Familienmitglieder oder der Mitglieder der Wohngemeinschaft? Wie steht es mit ablenkenden Stimuli (z. B. Internetzugang, Fernsehen, Telefon)?
- Gibt es überhaupt einen festen Arbeitsplatz oder lernt die Person mal auf dem Sofa, mal am Küchentisch? Der Wechsel von Lernplätzen ist nicht per se ungünstig, es ist jedoch häufig schwieriger, wenn es keinen festen Platz für die Lernmaterialien gibt, so dass diese immer wieder neu umgelagert werden müssen.
- Ist das Lernen an mehreren verschiedenen Orten hilfreich oder eher hinderlich für die Konzentration und die Lernfähigkeit? Für manche Menschen ist ein häufigerer Wechsel zwischen Lernorten hilfreich (z. B. Lesen des Textes auf dem Sofa, Verskriptung wieder am Schreibtisch), für manche eher irritierend und ablenkend.
- Lädt der Arbeitsplatz zum Lernen ein oder liegen direkt neben den Arbeitsmaterialien noch Stapel mit anderen unerledigten Dingen? Da weitere Aufgaben die Konzentration auf das aktuelle Lernthema erschweren, sollte hier eine Lösung gefunden werden: Können die wichtigsten und unaufschiebbaren anderen Aufgaben schnell mit einem „Kraftakt" erledigt werden und alle anderen auf die Zeit nach der Prüfung verschoben werden? Dann sollten entsprechend auch die Unterlagen zu anderen Aufgaben vom Schreibtisch entfernt und woanders gelagert werden.
- Wird die Person während des Lernens häufig unterbrochen und wodurch? Falls Unterbrechungen durch andere Personen entstehen, sollten diese auf die Lernzeiten hingewiesen werden. Zusätzlich kann ein Schild an der Tür anzeigen, dass derzeit nicht gestört werden sollte. Um Störungen durch Anrufe zu umgehen, kann das Handy ausgestellt und der Anrufbeantworter für das Festnetztelefon angestellt werden.

- An welchen Orten kann sich die Person am besten konzentrieren? Ist das zu Hause, an welchem Ort zu Hause, in einer Bibliothek? Gibt es Möglichkeiten, sich zum Lernen an einen anderen Ort zu begeben (Ferienhaus der befreundeten Familie?). Gibt es angenehme und ruhige Plätze in einer Bibliothek? Nicht alle Bibliotheken sind geeignete Arbeitsplätze, aber besonders wenn am heimischen Schreibtisch häufig Ablenkungen auftreten, kann es sinnvoll und hilfreich sein, dort regelmäßig zu arbeiten. Vielleicht ist statt der kleinen Fachbibliothek auch die zentrale Bibliothek oder die nahe gelegene Stadtbibliothek eine gute Alternative?
- Kann die Person gleich mit dem Arbeiten beginnen, oder fällt es ihr schwer, in den „Arbeitsmodus“ umzuschalten? Falls Personen Schwierigkeiten haben, mit dem Lernen zu beginnen, können Rituale helfen, dies zu beschleunigen. Hierzu gehören beispielsweise die Tasse Tee, die mit an den Schreibtisch genommen wird, danach als erstes das Durchgehen der Unterlagen der letzten Lernphase und anschließend anhand des Plans das Abstecken des heutigen Pensums und der Beginn der eigentlichen Arbeit.

Merke:

Über die rein zeitlichen Möglichkeiten zu lernen hinaus muss der Lernstoff über die Zeit hinweg in sinnvolle Einheiten aufgeteilt werden. Dabei ist beispielsweise wichtig, den Stoff in inhaltlich abgrenzbare Bereiche aufzuteilen, so dass Lernmöglichkeiten und -inhalte aneinander angepasst werden können (z. B. Lerninhalte, die besondere Konzentration erfordern, in Zeiten guter Aufnahmefähigkeit zu legen). Besondere Bedeutung kommt bei der Planung von Lernen der Antizipation von Ablenkungen, Problemen und Hindernissen zu.

4.2.3 Modul 3: Wie lernen? Lernstrategien und Gedächtnistechniken

Der Baustein „Lern- und Gedächtnisstrategien“ sollte dann eingesetzt werden, wenn aus dem Selbstbericht des Betroffenen oder der Beobachtung deutlich wird, dass grundlegende Fertigkeiten zur Erschließung des Lernstoffes gar nicht oder nicht ausreichend vorhanden sind. Die grundsätzliche Organisation des Lernens, d. h. welche Stoffmenge zu welchen Zeiten an welchen Orten bearbeitet werden soll, und dabei auftretende mögliche Probleme werden im Modul 2 „Lernen planen“ besprochen. In diesem Abschnitt geht es um den eigentlichen Lernvorgang, d. h. um die Bearbeitung von Fachliteratur, das Lernen und Behalten von Lerninhalten.

Im Sinne eines ressourcenorientierten Vorgehens sollten dabei zunächst die bisher genutzten Strategien sowie deren Erfolg erfragt werden. Falls die

Lernstrategien

Betroffenen Schwierigkeiten haben, dies frei zu berichten, können folgende Fragen helfen, den Sachverhalt zu explorieren:

- Wie erarbeiten Sie sich einen Text?
- Wie oft lesen Sie einen Fachtext?
- Lesen Sie ihn einmal am Stück durch oder in kleinen Einheiten?
- Wie finden Sie heraus, was an einem Text/im Lernstoff besonders wichtig ist?
- Wie markieren Sie für sich diese wichtigen Dinge?
- Machen Sie sich Notizen, und wenn ja, wie (direkt in den Text, auf Extra-Blätter, Karteikarten oder in ein Dokument am PC?)
- Wann machen Sie sich Notizen – parallel zum Lesen oder erst nachdem Sie den Gesamttext einmal gelesen haben?
- Wie machen Sie sich komplexe Sachverhalte, z. B. Modelle mit vielen Faktoren, deutlich?
- Wie merken Sie sich besonders wichtige Dinge?
- Wie lernen Sie Stoff, der primär auswendig zu lernen ist, wie z. B. Vokabeln oder Fachbegriffe?
- Üben Sie, das Gelernte auch wiederzugeben, und wenn ja, wie?

Merke: Analyse von Lernstrategien

Ausgehend von den bisher genutzten Strategien kann exploriert werden, ob es weitere Lernstrategien gibt, die der Person bekannt sind, ohne dass sie bislang genutzt wurden. Dies erlaubt in der Zusammenschau eine differenzierte Analyse der Stärken und Schwächen beim bisherigen Einsatz von Lernstrategien und weist darauf hin, in welchen Bereichen Nachholbedarf besteht.

Wir haben die Ausführungen zu Lern- und Gedächtnisstrategien in die folgenden Unterbereiche aufgeteilt:

- Effizient lesen.
- Sinnvolle Exzerpte anfertigen.
- Komplexe Sachverhalte veranschaulichen.
- Lernen durch Wiederholung.
- Wissen wiedergeben.

Effizient lesen

Lese- und Gedächtnistechniken

Ein Text kann auf verschiedene Weisen gelesen werden: Man kann als Leser den Text einmal gründlich am Stück durchlesen, man kann ihn nur überblättern, man kann nur hervorgehobene Textteile lesen, usw.

Eine Empfehlung aus der psychologischen Literatur, die dort lange Tradition hat und die sehr bewährt ist, ist die sogenannte *SQ3R-Methode* nach Robinson (1970); SQ3R steht für die Begriffe *S*urvey, *Q*uestion, *R*ead, *R*ecite und *R*eview (frei übersetzt mit Überblick gewinnen, Frage stellen, Lesen und Verstehen, Inhalte frei aufsagen, Wiederholen).

Die Methode legt nahe, sich einen Text in fünf Schritten zu erschließen: Survey

1. *Survey = Überblick verschaffen.*
   In einem ersten Schritt verschafft man sich einen Überblick über den Text. Dazu gehört z. B., die Gliederung des Textes zu erkennen, was in der Regel durch entsprechende Überschriften kenntlich gemacht ist. Falls diese grafisch nur wenig vom Text abgesetzt sind, ist es hilfreich, die Struktur durch z. B. farbige Markierungen zusätzlich hervorzuheben. Ebenso kann man sich einen ersten Eindruck über zentrale Inhalte verschaffen, indem man Tabellen und Abbildungen ansieht und sich deren Thema merkt.
2. *Question = Frage zum Text formulieren.* Question
   Bevor das eigentliche Durcharbeiten des Textes beginnt, soll der Leser sich Fragen stellen, die sowohl auf die zentralen Inhalte des Textes als auch auf die eigenen Ziele des Lesens gerichtet sind. So sind z. B. auch für die Prüfungsvorbereitung häufig nicht alle Abschnitte eines Textes gleich wichtig. Auch das Ziel des Lesenden bestimmt, welche Fragen relevant sind, z. B. wenn gezielt nach Belegen oder Kritik einer bestimmten Theorie gesucht wird oder wenn die zentrale Aussage einer ausgewählten Passage bestimmt werden soll.
3. *Read = Text lesen.* Read
   Erst nachdem Kernfragen formuliert wurden, beginnt das eigentliche Lesen des Textes. Dabei soll der Text auch gleichzeitig bearbeitet werden. Beispielsweise können mit einem Textmarker die wichtigsten Passagen markiert werden. Kleine Unklarheiten oder Verständnisschwierigkeiten werden zunächst markiert und am Ende eines vorher definierten Abschnitts bearbeitet. Größere Verständnisprobleme werden erst im übernächsten Schritt bearbeitet.
4. *Recite = Neue Information zusammenfassen.* Recite
   Im vierten Schritt erfolgen die Antworten auf die vorher formulierten Fragen. In diesem Schritt werden auch eventuelle Exzerpte angefertigt.
5. *Review = erneute und finale Auseinandersetzung mit dem Text.* Review
   Im letzten Schritt werden noch vorhandene Unklarheiten bearbeitet: Vielleicht hat sich durch das Zusammenfassen der Kernaussagen manche Frage geklärt? Ist die Unklarheit für das zentrale Verständnis des Texts wichtig oder kann die Bearbeitung auf die Pufferzeit verschoben werden? Welche Quellen oder Methoden müssen herangezogen werden, um die Frage zu klären?

Merke: Die SQ3R-Methode

Die SQ3R-Methode legt fünf Schritte nahe, die zum Lesen und Erfassen der Kernaussagen eines Textes hilfreich sind: (1) Überblick verschaffen, (2) Fragen zum Text formulieren, (3) Text lesen, (4) Informationen zusammenfassen und (5) Wiederholung und Klärung offener Fragen.

Sinnvolle Exzerpte anfertigen

Texte zusammenfassen

Zur Unterstützung des Lernens ist es sinnvoll, sich eigene schriftliche Materialien anzufertigen. Hierbei ist darauf zu achten, dass sich Aufwand und Nutzen die Waage halten, da das Exzerpieren bei Personen mit Lern- und Arbeitsproblemen manchmal zum Selbstzweck wird, um weiteren Schritten in der Prüfungsvorbereitung aus dem Weg zu gehen. Deshalb ist es hilfreich, sich den Zweck der Notizen zu vergegenwärtigen:

- Soll mit der Niederschrift bzw. den Exzerpten der Lernstoff primär erschlossen werden, d. h. mehr oder weniger der gesamte Text in eigenen Worten wiedergegeben werden? Es ist sicher richtig, dass eine Verschriftlichung die Behaltensleistung fördert. Um die Inhalte in eigene Worte zu fassen, ist jedoch meist eine mündliche Zusammenfassung ausreichend, von der nur die zentralen Begriffe und Strukturen in schriftlicher Form notiert werden.
- Soll die Niederschrift als Gedächtnisstütze dienen? Dann ist weniger mehr, d. h., es reicht in der Regel aus, die zentralen Begriffe und Wissensgebiete stichwortartig zu notieren.
- Soll die Niederschrift für eine ganze Arbeitsgruppe als Vorbereitungsmaterial dienen? In diesem Fall ist es meist günstiger, die Notizen mit dem Computer zu schreiben. Falls die Notizen nur von der Person selbst genutzt werden, ist zu prüfen, ob computergestützte oder handschriftliche Notizen schneller angefertigt werden und mit welchen Materialien die Person dann in der Lernphase besser und lieber arbeitet.

Hilfreich ist zudem, Exzerpte in unterschiedlicher Ausführlichkeit anzufertigen. So sollte nach dem Lernen und Wiederholen auf der Grundlage einer Niederschrift im Sinne einer erneuten Zusammenfassung eine deutlich verkürzte Version angefertigt werden.

Merke:

Zusammenfassungen verschiedener Ausführlichkeit und Abstraktionsgrade unterstützen den Lernprozess sowie das Behalten und den Abruf von Lerninhalten.

Komplexe Sachverhalte veranschaulichen

„Mind maps"

Zur Veranschaulichung der Strukturen von Wissensinhalten haben sich sogenannte *„Mind maps"* als hilfreiches Werkzeug etabliert. Darin werden die Beziehungen zwischen verschiedenen Begriffen oder Wissensgebieten grafisch veranschaulicht und so verbale und bildhafte Darstellungsformen kombiniert. Zum Erstellen einer Mind map wird zunächst das zentrale Thema in die Mitte eines leeren Blattes geschrieben. Pro Untergebiet des zentralen Themas werden nun Hauptäste gezogen, die ebenfalls beschriftet werden. Diese können in einem folgenden Schritt einmal oder mehrmals weiter untergliedert werden. Die meisten Autoren empfehlen dabei, nicht mehr als sechs bis sieben Haupt- bzw. Unteräste zu zeichnen – dies erlaubt, die entstandene Struktur auch visuell im Gedächtnis zu behalten.

Die grafische Darstellung kann dabei eher strukturiert in Form von mit Pfeilen verbundenen Kreisen oder Vierecken (mit den jeweiligen Inhalten) oder mit organischen Formen in verschiedenen Farben erfolgen. Hier sind persönlichen Vorlieben keine Grenzen gesetzt. Für das Erstellen von Mind maps stehen auch eine Reihe von Computerprogrammen zur Verfügung, die zum Teil auch kostenlos im Internet verfügbar sind (z. B. http://www.inforapid.org/html/knowledgemap.htm; http://www.winload.de/s/mindmap-freeware). Um ein möglichst schnelles und kreatives Arbeiten zu ermöglichen, empfehlen jedoch die meisten Anwender, zunächst Papier und Stifte und verschiedene Farben und Formen zu benutzen, um dann nur das Endprodukt für die Archivierung oder für die Nutzung in der Prüfungsvorbereitung per Computer „ins Reine" zu schreiben.

Ein Beispiel für eine Mind map zum Thema ausgewählter Abschnitte dieses Buches ist in Abbildung 3 dargestellt und soll das Vorgehen veranschaulichen.

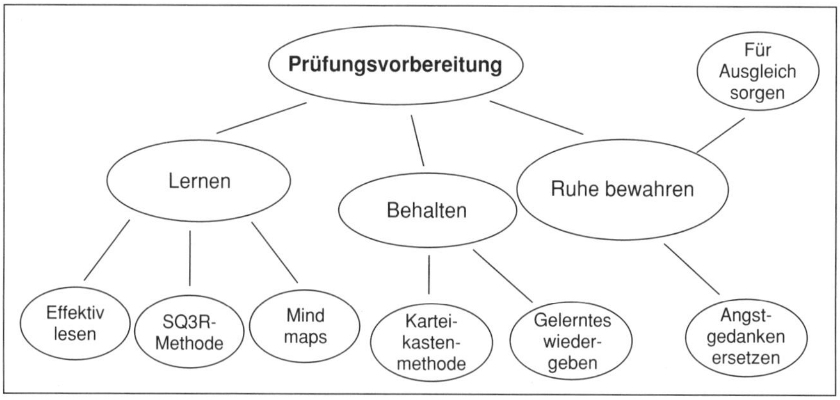

Abbildung 3: Mind map zum Thema Lern- und Gedächtnisstrategien und Psychohygiene vor der Prüfung

Merke: Mind maps

Mind maps als Visualisierung der Struktur von Lerninhalten erlauben einen zusätzlichen Zugang zum Lernstoff.

Lernen durch Wiederholung

Fakten behalten

Manche Lerninhalte erfordern das Auswendiglernen von Fakten, Vokabeln oder Formeln. Für solche Anforderungen stellt die *Karteikastenmethode* eine bewährte Technik dar. Dabei werden die zu lernenden Inhalte auf Kärtchen geschrieben (in der Regel DIN A6 oder DIN A7). Auf die Vorderseite des Kärtchens kommt dabei ein Erinnerungsanker, der den eigentlichen Lerninhalt beschreibt. Bei Vokabeln ist dies das deutsche Wort – auf die Rückseite kommt entsprechend die fremdsprachige Vokabel. Bei Formeln kann dies beispielsweise der Name der Formel sein, bei Jahreszahlen das Ereignis, dessen Jahreszahl gelernt werden soll.

Die Karteikarten werden dann in einen Kasten einsortiert, der mehrere Fächer enthält. In jedem Lerndurchgang wird ein Stapel Kärtchen herausgenommen und einzeln nacheinander bearbeitet, indem zur einen Seite die richtige Gegenseite genannt werden muss. Durch Umdrehen des Kärtchens kann dieses kontrolliert werden.

Nach dem ersten Durchgang werden die beherrschten Inhalte ein Kästchen weiter nach hinten sortiert, die noch nicht beherrschten Inhalte bleiben im ersten Teil des Kastens. Beim nächsten Durchgang wandern die jeweils beherrschten Inhalte wieder jeweils einen Abschnitt nach hinten bzw. verbleiben im jeweiligen Abschnitt. Am Ende des Lerndurchgangs sollten sich alle Kärtchen im letzten Abschnitt des Kastens befinden. Zur Verfestigung des Gelernten können in einer weiteren Phase immer wieder vereinzelt Kärtchen herausgenommen und dabei das Wissen überprüft werden. Um Reihenfolge-Effekte zu vermeiden, sollten die Kärtchen dann auch immer wieder neu gemischt werden.

In den ersten Lernphasen für ein Stoffgebiet sollte das zu lernende Gebiet nicht zu heterogen sein. In der Festigungsphase des Lernens können auch zwei vorher getrennte Gebiete zusammengewürfelt werden. Dies ist insbesondere dann sinnvoll, wenn die Stoffgebiete auch in der Prüfung vermischt erfragt werden.

Über das Lernen von Zahlen und Fakten hinaus kann die Karteikastenmethode auch zum Lernen von komplexeren Sachverhalten genutzt werden. Dann sollte auf die Vorderseite eine Frage notiert werden, die einen bestimmten Prüfungsinhalt erfragt. Da komplexere Inhalte sich nicht einfach auf die Rückseite des Kärtchens schreiben lassen, muss dann eine Lösung dafür gefunden werden, wo die Antwort auf die Frage zur Kontrolle zu finden ist. Hier kann z. B. auf andere Lernunterlagen wie Zusammenfassungen oder Mind maps verwiesen werden.

Umsetzung der Karteikastenmethode

Ähnlich wie für Mind maps existieren auch hier computerisierte Versionen für diese Lernmethode (z. B. http://www.mhst.net/cuecards2/default.aspx; http://www.winload.de/download/110146/Schule,Bildung/Sprachen/Karteikasten.2.2.3..html; Stand Februar 2010). Weil die Karteikarten jedoch in der Lernsituation flexibler zu nutzen sind (z. B. kann gezielt nur ein Teil der Kärtchen für eine Zugfahrt herausgenommen werden) und unabhängig von technischen Hilfsmitteln sind, halten wir die Papierversion nach wie vor für die günstigere Variante. Letztlich bestimmen jedoch die Vorlieben des Lernenden den Gebrauch von Lerntechniken und deren technische Umsetzung. Falls sich Lernende durch ein Computerprogramm leichter motivieren lassen, sollte dieser Faktor mit in die Entscheidung für oder gegen die Anschaffung entsprechender Programme einbezogen werden.

Merke: Karteikastenmethoden

Karteikastenmethoden in Papier- oder elektronischer Form unterstützen das Auswendiglernen von Daten und Fakten.

Wissen wiedergeben

Gelerntes reproduzieren

Für eine gute Prüfungsleistung ist nicht nur das Lernen von Bedeutung, sondern besonders auch die Wiedergabe der gelernten Inhalte – und zwar exakt in der Prüfungssituation und in der Form, in der die Prüfungsmodalität dies vorsieht. So ist es unbedingt zu empfehlen, vor mündlichen Prüfungen den Stoff in den Lern- und Wiederholungsphasen auch in mündlicher Form zu rekapitulieren. Ebenso sollte vor schriftlichen Prüfungen geübt werden, wie z. B. der in Form einer Mind map erarbeitete Stoff in „klausurgerechter“ Form wiedergegeben werden kann.

Arbeiten in der Lerngruppe

Vor allem für die Wiedergabe von Gelerntem ist es hilfreich, die Wiederholung und das freie Berichten der Inhalte in Lern- und Arbeitsgruppen zu üben. Dabei ist es auch ratsam, auf der Grundlage des Lernstoffs konkrete Prüfungsfragen zu formulieren und diese als Grundlage für Rollenspiele, in denen Prüfungssituationen simuliert werden, zu nutzen. Rollenspiele sind dabei vor allem für die Vorbereitung mündlicher Prüfungen sehr hilfreich (siehe auch Kapitel 4.2.7).

Merke:

Das wiederholte Üben der Wiedergabe der Lerninhalte ist ebenfalls Teil eines Lernplans.

Neben den Anregungen durch den Berater bzw. Therapeuten im Rahmen der Intervention kann das Thema Lernstrategien zusätzlich selbstständig vertieft werden, indem z. B. einschlägige Kurse besucht werden. Diese werden häufig an entsprechenden Beratungsstellen in den Universitäten und Hochschulen angeboten, finden sich aber auch in den Programmen von Volkshochschulen. Im Bereich der Selbsthilfeliteratur existiert ebenfalls eine umfassende Reihe von Büchern zum Thema Lernstrategien. Hier finden wir unter anderem die Bücher von Schräder-Naef (2001) und Schuster (2001) hilfreich.

4.2.4 Modul 4: Für Ausgleich sorgen – Entspannungstechniken und individuelle Verstärker

Zusätzlich zur Planung von Zeiten, in denen nicht gelernt wird, wie sie im Rahmen von Arbeitsplänen vorgesehen sind, können zwei weitere Techniken sinnvoll für Ausgleich bzw. Entlastung sorgen: Entspannungstechniken und Belohnungen für erreichte Ziele.

Ziele von Entspannungsverfahren
Entspannungsverfahren können prinzipiell mit zwei Zielsetzungen eingesetzt werden: 1. Steigerung des allgemeinen Wohlbefindens bzw. zum Senken des generellen Anspannungsniveaus. 2. Reduktion von Ängsten in Situationen, in denen (muskuläre) Anspannung und kognitive Katastrophisierungen oder Sorgen auftreten.

Ziele von Entspannung

Falls die Person mit Prüfungsängsten bereits positive Erfahrungen mit Entspannungsverfahren gemacht hat, ist es sinnvoll, die Fertigkeiten im Umgang mit dieser Technik auszubauen und sie auf die aktuelle Situation zu beziehen. Weniger sinnvoll ist es, zunächst ein neues Entspannungsverfahren zu erlernen. Häufig kennen Betroffene schon Verfahren, wie beispielsweise das Autogene Training, Meditationsverfahren oder Yoga. Liegen positive Erfahrungen damit vor, so sollten diese im Kontext der Prüfungsvorbereitung empfohlen oder aufgefrischt werden. Falls noch keine Vorerfahrungen vorliegen, hat sich die Progressive Muskelrelaxation nach Jacobson als relativ leicht zu erlernendes Verfahren als hilfreich und wirksam erwiesen. Die Umsetzung dieses Entspannungsverfahrens und die Übertragung in den Alltagskontext einer Prüfungsvorbereitung können durch zunehmende Verkürzung der Übungen erleichtert werden. In ähnlicher Weise erfüllen jedoch auch andere Entspannungstechniken die hier angestrebten Ziele.

Anleitungen für die Muskelentspannung finden sich z. B. in Bernstein und Borkovec (2007) oder bei Hofmann (2003). Die entsprechenden Fertigkeiten können auch außerhalb des Therapiesettings in Kursen gelernt werden. Diese werden an nahezu allen Volkshochschulen, aber auch von einigen Krankenkassen angeboten.

Das Erlernen von Entspannungstechniken in Kursen kann besonders bei Personen, die viel Zeit allein mit Lernen verbringen, dazu beitragen, einen Ausgleich zu schaffen, bei dem zugleich auch soziale Kontakte entstehen können. Zusätzlich gewinnt man durch das Auslagern des konkreten Erlernens eines Entspannungsverfahren aus der Therapie heraus etwas mehr Zeit für die ggf. notwendige Bearbeitung anderer Problembereiche. Hinderlich bei der Auslagerung von Entspannungsübungen kann jedoch sein, dass die Angebote in der aktuellen Situation nicht verfügbar sind. Auch werden Patienten mit Prüfungsangst argumentieren, dass ein zusätzlicher Gruppentermin die notwendige Lernzeit beschneidet. Ein weiterer Nachteil kann darin bestehen, dass die betroffene Person das Üben und Anwenden von Entspannungsverfahren als Vermeidungs- und Aufschiebestrategien einsetzt, die auch sonst im Zusammenhang mit der Prüfungsvorbereitung bestehen können. Gerade dann könnten allerdings bereits besprochene Strategien zum Planen und Umsetzen von Vorhaben an einem konkreten Beispiel vertieft und dann konkret angewendet werden. In jedem Fall sollte das Thema Entspannung früh im Rahmen der Therapie bzw. der Beratung berücksichtigt werden, so dass Entspannungsfertigkeiten in ausreichendem Maß vorhanden sind, wenn die intensive Phase der Prüfungsvorbereitung beginnt.

Belohnungen auswählen und einsetzen

Belohnungen auswählen und einsetzen ist eine weitere wichtige Unterstützung für die Phase der Prüfungsvorbereitung und ist sowohl bei der Umsetzung des ausgearbeiteten Lernplans als auch zur Stärkung des allgemeinen Wohlbefindens und zum Ausgleich für anstrengende Lernphasen hilfreich. Weiterhin hilft der Einsatz von Belohnungen auch bei dem Erhalt einer Balance zwischen Arbeit und Erholung, und er unterstützt die Motivation.

Die meisten Menschen wissen um die Wirkung von Belohnungen, so dass es nicht schwer ist, das Konzept im Zusammenhang mit Prüfungen, Prüfungsvorbereitungen, Arbeitsproblemen und Prüfungsangst einzuführen. Belohnungen können als Kraftquelle betrachtet werden, die als Ausgleich zur kräftezehrenden Konzentration während der Prüfungsvorbereitung fungieren. Hilfreich ist auch der Einsatz von Analogien und Bildern: Belohnungen können wie eine „unvermutete Sonnenstunde“ helfen, die Stimmung zu verbessern – nur das sie im Gegensatz zum Wetter von der Person selbst beeinflussbar und damit wirksamer und planbarer sind.

Merke: Hindernisse beim Arbeiten mit Belohnungen

Viele Personen tun sich schwer damit, sich für etwas zu belohnen, das nach ihrer Meinung eigentlich selbstverständlich sein sollte, und betonen, dass doch das Bestehen der Prüfung Belohnung genug sein müsse. Hier ist es häufig hilfreich, zunächst eine Probephase zu vereinbaren, in der die Betroffenen ausprobieren, ob der Einsatz von Belohnungen für sie eine mögliche Quelle der Unterstützung sein könnte.

Das folgende Beispiel veranschaulicht beispielhaft ein entsprechendes Vorgehen:

Fallbeispiel

Fallbeispiel

Th.: „Was könnten Sie denn einplanen, um sich zwischen den Lernzeiten für das Einhalten der Ziele zu belohnen?"
Pat.: „Naja, ehrlich gesagt, glaube ich nicht, dass ich da extra Belohnungen brauche. Ich will die Prüfung gut bestehen – und das Bestehen wird eine derartig starke Belohnung sein, dass ich nicht schon vorab etwas haben muss."
Th.: „Sie haben den Eindruck, dass alle Versuche, vor der Prüfung etwas Angenehmes für sich zu tun, gegen das Ziel der bestandenen Prüfung sowieso nur ein schaler Abklatsch sind?"
Pat.: „Ja, genau, und ich komme mir auch ein bisschen so vor wie im Kindergarten, so nach dem Motto: ‚Hier setz dich brav eine Stunde hin und spiel schön leise und dann bekommst du einen Keks …'"
Th.: „Oh, ja, das wäre ein blödes Gefühl – und Prüfungen sind ja absolut kein Kinderspiel! Manche Leute haben auch Bedenken, dass das Suchen von angenehmen Aktivitäten in der Prüfungszeit viel zu viel Zeit kostet und letztlich Zeit verschwendet, die man fürs Lernen viel besser nutzen könnte. Wie ist das bei Ihnen?"
Pat.: „Ja, das ist auch ein wichtiger Punkt. Das Lernen soll ich ja jetzt auch noch planen – vor lauter Planerei komme ich ja kaum noch zum eigentlichen Lernen – und dann auch noch Entspannen und Belohnen?"
Th.: „Das sind ja alles wirklich gewichtige Punkte, die Sie ansprechen. Das sind übrigens Argumente, die bei fast allen Personen, die Stress mit der Prüfung und den Prüfungsvorbereitungen haben, genannt werden. Gibt es denn überhaupt etwas, was Ihrer Meinung nach dafür spricht, sich die Mühe zu machen und sich Zwischenbelohnungen zu gönnen?
Pat.: „Naja, manchmal merke ich schon, dass ich vom ausschließlichen Lernen ganz schön ausgepumpt bin und eigentlich ein bisschen Entlastung brauchen könnte. Wenn ich nichts geplant habe, ende ich immer wieder vorm Fernseher und ärgere mich dann, dass ich die Zeit mit blödsinnigem Zappen vergeudet habe. So gesehen könnte ich die Zeit auch mit etwas Schönem nutzen. Vielleicht ist die Idee doch gut, sich zwischendurch etwas zu gönnen, anstatt nur auf dieses doch relativ ferne Großziel, also die Prüfung, hinzuarbeiten.
Th.: „Was halten Sie denn von folgendem Vorschlag: Wir nehmen uns beim nächsten Mal maximal eine halbe Therapiestunde Zeit für die Suche nach Aktivitäten, die gut zu Ihrer Situation passen, über die Sie sich dann nicht ärgern müssen und die eine für Sie sinnvolle Abwechslung darstellen. Wäre das in Ordnung für Sie?"
Pat.: „Das klingt machbar."
Th.: „Damit wir die Zeit in der nächsten Sitzung gut nutzen können, haben wir ein Info-Blatt vorbereitet. Dort sind alle möglichen Tätigkeiten erwähnt, die Leuten so Spaß machen. Ich gebe Ihnen das Blatt mit und

Sie lesen das mal durch. Machen Sie ein Kreuzchen bei den Aktivitäten, die für Sie einigermaßen attraktiv sind und in der momentanen Situation möglich erscheinen. Dann können wir damit in der nächsten Sitzung arbeiten. O. k.?“

Merke: Erarbeiten individueller Verstärker

Bei der Suche nach Belohnungen sollte „in die Breite“ gesammelt werden, d. h., dass zunächst tatsächlich alle möglichen Aktivitäten notiert werden und nicht schon während der Auswahl eine möglicherweise schwierige Umsetzung bedacht wird. Zum Sammeln von Verstärkern können Arbeitsblätter (vgl. Arbeitsblatt Belohnungsliste im Anhang auf Seite 94) oder auch die „Liste angenehmer Aktivitäten“ (Hautzinger, 2003) genutzt werden.

Geeignete Belohnungen auswählen

Zusätzlich zur genannten „Liste angenehmer Aktivitäten“ und zum im Anhang präsentierten Arbeitsblatt (vgl. Seite 94) kann auch die Anregung zu sozialem Austausch helfen, individuell angemessene Belohnungsaktivitäten zu finden. Dieser Austausch kann ggf. in der Therapiegruppe stattfinden; aber auch der Hinweis, mit anderen über dieses Thema zu sprechen, kann die Betroffenen anregen, Ideen für gute „Belohnungen“ zu generieren.

Die auf diese Weise generierte Liste von Belohnungen wird dann in Hinblick auf die Umsetzungsmöglichkeiten bewertet:

a) *Zeitaufwand:* Gerade in der Endphase der Prüfungsvorbereitung fällt es oft schwer, Zeit für längere Aktivitäten, wie z. B. das Besuchen von Ausstellungen, Reisen, regelmäßige Treffen, einzuplanen. Belohnungen müssen jedoch keinesfalls lange dauern und aufwendig sein. Kleine Belohnungen können alltäglich sein und ggf. nur ein paar Minuten dauern. Beispiele dafür sind Pausen, in denen man sich mit einem Getränk oder einer schönen Zwischenmahlzeit belohnt, das Hören eines Musikstücks, ein Telefonat mit einem Freund oder einer Freundin oder eine kurze Meditation.

b) *Kosten:* Auch hier sollte betont werden, dass geeignete Belohnungen nicht unbedingt etwas kosten müssen. „Klassische“ Verstärker wie z. B. Theater- oder Konzertbesuche können das Budget von Betroffenen oft stark strapazieren. Alternativen können z. B. das Ausleihen eines schönen Bildbandes aus der Bibliothek oder das Ausleihen einer DVD sein.

c) *Umsetzungsmöglichkeiten:* Neben dem Zeitaufwand und den Kosten kann es erschwerend sein, wenn die Belohnung von der Teilnahme oder notwendigen Aktivitäten anderer Personen abhängig ist. Nur wenn sichergestellt ist, dass die geplante Aktivität mit der anderen Person auch zeitnah zum vereinbarten Zeitpunkt realisierbar ist, handelt es sich auch um eine sinnvolle und wirksame Belohnung. Falls ein Treffen mit einer Person als Belohnung ausgewählt wurde, sollte diese über die Rolle und die Funktion des Treffens informiert sein. Es wäre ungünstig, wenn dieses Treffen kurzfristig abgesagt würde.

Die Bedingungen, wann und in welchem Umfang Belohnungen oder Ausgleichsaktivitäten eingesetzt werden, sollten vorher genau benannt sein. Wichtig ist, dass die Person die Bedingungen auch in jedem Fall erfüllen können muss. So ist es z. B. weniger günstig, Belohnungen daran zu koppeln, dass ein bestimmtes Pensum an Lernstoff tatsächlich bearbeitet wurde, denn dies ist oft im Vorfeld nicht ausreichend abschätzbar. Stattdessen ist es sinnvoller, Belohnungen nach festgelegten Arbeitszeiten wirksam werden zu lassen.

Merke: Ideale Verstärker?

Insgesamt gilt es festzuhalten, dass es hinsichtlich Ausgleichsaktivitäten und dem Nutzen von Belohnungen im Kontext von Prüfungszeiten nicht eine oder mehrere „optimale“ Aktivitäten gibt, sondern dass hierfür vor allem auch wenig aufwendige und kostenneutrale „kleine Freuden“ im Alltag besonders wertvoll sind.

Sehr hilfreich sind in diesem Zusammenhang die Anregungen von Koppenhöfer (2004) in der „Kleinen Schule des Genießens“. Darin wird unter anderem an vielen Beispielen deutlich gemacht, dass Genuss – und damit Belohnung – weitgehend unabhängig von Situationsfaktoren erfolgen kann.

4.2.5 Modul 5: Knoten im Kopf auflösen – Kognitive Techniken zum Umgang mit hinderlichen Gedanken

Wie bei allen psychischen Problemen spielen auch bei Prüfungsängsten negative und damit hinderliche Gedanken, Bewertungen, Interpretationen und Haltungen eine wichtige Rolle. Im Therapieprozess werden diese im Ansatz schon zu Beginn der Behandlung deutlich. Es ist jedoch im Rahmen der Diagnostik wichtig, diese Kognitionen sorgfältig zu explorieren.

Dysfunktionale Kognitionen und/oder Grundhaltungen können in einem oder mehreren der in Tabelle 6 und 7 dargestellten Bereiche auftreten.

Dysfunktionale Kognitionen

Tabelle 6: Dysfunktionale Kognitionen während der Prüfungsvorbereitung

Vergleich mit anderen	– „Alle anderen lernen schneller und leichter als ich. Ich bin einfach zu doof für dieses Studium.“ – „Ich muss genau so leicht lernen wie meine Mitstudenten, um vor ihren Augen bestehen zu können.“ – „Ich muss mindestens so gut sein wie der Durchschnitt.“
Ansprüche	– „Wenn ich nicht mit mindestens einer Note besser als 2.0 aus dieser Prüfung gehe, habe ich versagt.“ – „Meine Eltern erwarten einen klaren und schnellen Erfolg mit sehr gutem Notendurchschnitt von mir – immerhin finanzieren sie mein Studium.“ – „Mit intensiver Vorbereitung kann ich schon gute Noten erreichen; das hat aber zur Folge, dass dann meine Eltern noch mehr von mir erwarten. Dem kann ich dann nicht mehr gerecht werden.“

Tabelle 6: Fortsetzung

Bedeutung der Prüfung	– „Wenn ich diese wichtige Klausur nicht schaffe, kann ich mein Studium vergessen.“ – „Wenn jemand diese Prüfung nicht besteht, dann muss er schon ein kompletter Idiot sein.“ – „Ohne eine gute Note in dieser zentralen Prüfung werde ich nie einen Job bekommen, der mir gefällt.“ – „Das Versagen in dieser Prüfung wäre der Beweis dafür, dass ich unfähig bin und damit den Beruf nicht ausüben kann.“
Lernen	– „Ich habe mal wieder zu spät angefangen und werde es eh nicht schaffen, mich gut vorzubereiten.“ – „Die Prüfungsfragen sind so komisch, so dass man sich darauf gar nicht vorbereiten kann – Lernen lohnt also nicht.“ – „Ich werde es nie schaffen, diesen Stoff in mich hineinzupauken.“
Antizipation der Prüfung	– „Ich werde einen Block haben und nichts mehr rausbringen.“ – „Wenn ich nicht auf jede Frage sofort antworten kann, bin ich bei diesem Prüfer sowieso sofort unten durch.“ – „Der Prüfer kann mich sowieso nicht leiden und wird mich runterprüfen.“ – „Wenn der Prüfer merkt, wie nervös ich bin, wird er denken, dass ich mich nicht gut vorbereitet habe, und mich strenger prüfen.“ – „Ich bin einfach kein Prüfungstyp und werde es nie schaffen, meine Prüfungen ordentlich zu absolvieren.“
Motivation und Zukunft	– „Das Ganze macht mir sowieso keinen Spaß.“ – „Ich werde eh keinen vernünftigen Job bekommen.“

Tabelle 7: Dysfunktionale Kognitionen während und nach der Prüfung

Prüfungssituation	– „Jetzt ist es aus. Ich habe einen Block. Dies ist das Ende!“ – „Ich habe die Frage sicherlich falsch verstanden.“ – „Ich muss die Frage sofort korrekt beantworten.“ – „Ich darf auf keinen Fall merken lassen, dass ich die Frage nicht verstanden habe.“ – „Mir rennt die Zeit davon. Ich schaffe das nie.“ – „Unter Zeitdruck kann ich mich nicht konzentrieren.“ – „Ich habe nicht genug gelernt!“
Folgen und Bedeutung einer möglichen schlechten Note	– „Wenn ich durchfalle, bin ich ein totaler Versager.“ – „Ich wäre sehr enttäuscht von mir, wenn ich eine schlechte Note schreibe.“ – „Wenn ich als einzige meiner Lerngruppe eine schlechte Note bekomme, werde ich in Zukunft nicht mehr mit ihnen lernen können.“

Merke:

Angstauslösende und verstärkende Gedanken können sowohl situationsbezogen sein („Wenn ich dem Prüfer gleich die Hand gebe, merkt er, dass meine Hände schwitzen, und hält mich sicher für total doof und inkompetent“) als auch auf überdauernde Persönlichkeitsmerkmale bezogen sein („Ich bin und bleibe ein Versager“). Häufig spielen eigene oder (antizipierte) Erwartungen anderer Personen eine Rolle.

Bearbeitung dysfunktionaler Kognitionen

Der erste Schritt zur Bearbeitung ungünstiger kognitiver Strategien und Stile ist die *Erläuterung des kognitiven Modells* von Ängsten und Prüfungsängsten. Dem Patienten wird vermittelt, dass willkürliche und unwillkürliche Gedanken, Einstellungen und Interpretationsschemata Gefühle und Handlungen beeinflussen. Entsprechend führen Gedanken, deren Inhalt unangemessen hohe Ansprüche sind oder die das eigene Scheitern als unausweichlich ansehen, zu negativen Gefühlen. Andererseits steigern positive, bewältigungsorientierte Gedanken die Selbstwirksamkeit und führen zu eher angenehmen Gefühlen.

Der nächste Schritt beinhaltet die *Identifikation der dysfunktionalen Gedanken und Denkstile.* Betroffenen fällt es oft schwer, Denkstile selbst zu entdecken, so dass hier durch gezieltes Fragen Unterstützung geleistet werden muss:

> „Sie haben gerade immer wieder angesprochen, wie wichtig es für Sie ist, zu den Besten zu gehören. Kann ich dass so zusammenfassen, dass Sie denken, dass Sie nur dann ein liebenswerter Mensch und akzeptierter Teil der Gesellschaft sind, wenn Sie in Prüfungssituationen mit zu den Besten gehören?"

Konkrete dysfunktionale Kognitionen in spezifischen Situationen sind der Selbstbeobachtung meist leichter zugänglich. Die Exploration innerhalb des therapeutischen Settings kann daher sinnvoll durch eine Selbstbeobachtungsaufgabe ergänzt werden. Eine solche Aufgabe könnte beispielsweise beinhalten, dass die Person, die es morgens nicht schafft, rechtzeitig mit dem Lernen zu beginnen, Handlungen und Gedanken notiert, die mit dieser Verzögerung im Zusammenhang stehen.

Nach der Identifikation hinderlicher und auch förderlicher Kognitionen erfolgt als dritter Schritt das *Hinterfragen der Gedanken.* Dabei ist zu beachten, dass jeder Gedanke einzeln bearbeitet, d. h. hinterfragt und umformuliert wird.

Zum Hinterfragen von Gedanken sind folgende Fragen hilfreich:
- „Haben Sie den Eindruck, dass dieser Gedanke für die Prüfungsvorbereitung hilfreich ist?"
- „Welche Wirkung hat dieser Gedanke auf Sie? Fühlen Sie sich damit eher gut oder eher schlecht?"
- „Gibt es Zeiten, in denen Sie anders über diesen Sachverhalt denken?"
- „Würde Ihr bester Freund/Ihre beste Freundin genauso denken?"
- „Ist dieser Gedanke logisch?"
- „Gilt diese Anforderung nur für Sie oder für alle Menschen?"
- „Ist es fair, wenn Sie an sich höhere Ansprüche richten als an andere Menschen?"

Im nächsten Schritt sollen entsprechend der Ergebnisse des Hinterfragens *Neuformulierungen der Gedanken* erarbeitet werden. Hierbei ist darauf zu achten, dass diese neuen Formulierungen realistisch sind und von der Person angenommen werden können. Angesichts der Tatsache, dass es beispielsweise tatsächlich unfaire Prüfer gibt, wäre z. B. die neuformulierte Aussage „Der Prüfer wird mich garantiert nicht in die Pfanne hauen" wahrscheinlich unrealistisch und daher nicht hilfreich. Ebenso gibt es Prüfungen, in denen die Mehrzahl aller Prüflinge durchfällt – auch derartige Rahmenbedingungen müssen bei der Neuformulierung berücksichtigt werden.

Merke: Veränderung hinderlicher Gedanken

Entsprechend dem kognitiven Vorgehen zur Bearbeitung dysfunktionaler Kognitionen werden solche Gedanken in einem mehrstufigen Vorgehen (1) identifiziert, (2) hinterfragt und (3) neu formuliert.

Zur Veranschaulichung sollen für einige der oben aufgeführten dysfunktionalen Denkweisen Alternativen aufgezeigt werden (vgl. Tab. 8). Diese sind jedoch nicht als die „richtige" Sichtweise zu sehen, die die „falsche" ersetzen soll. Vielmehr muss jeweils eine für die Person passende und „richtige" alternative Sichtweise entwickelt werden, die den dysfunktionalen Gedanken relativiert oder ersetzt.

Tabelle 8: Dysfunktionale und hilfreiche Gedanken

Dysfunktionaler Gedanke	Hilfreicher Gedanke
„Alle anderen lernen schneller und leichter als ich. Ich bin einfach zu doof für dieses Studium."	„Es gibt einige, denen das Lernen leichter fällt als mir. Dies bedeutet aber nur, dass ich mehr Zeit fürs Lernen aufwenden muss als andere, und nicht, dass ich grundsätzlich für das Fach ungeeignet wäre."
„Meine Eltern erwarten einen sehr guten Notendurchschnitt von mir – immerhin finanzieren sie mein Studium."	„Dass meine Eltern mein Studium finanzieren, ist deren Pflicht und keine persönliche Gnade. Ich kann meine Dankbarkeit darin ausdrücken, dass ich mich anstrenge und das Studium wichtig nehme; aber bestimmte Noten kann ich nicht versprechen, da diese oft nicht nur von meiner Leistung abhängen."
„Wenn ich nicht mit mindestens einer zwei aus dieser Prüfung gehe, bin ich ein Versager."	„Ich tue mir keinen Gefallen, wenn ich von mir bestimmte Noten fordere. Ich gebe im Studium mein Bestes, und das sollte ich mir selbst anerkennen!"
„Der Prüfer kann mich sowieso nicht leiden und wird mich runterprüfen."	„Vielleicht habe ich tatsächlich Pech und der Prüfer verhält sich unprofessionell und ungerecht. Dagegen kann ich mich nur begrenzt wehren. Ich werde die Möglichkeiten der Prüfung trotzdem nutzen. Unabhängig davon weiß ich, dass die dann entstehende Note nur teilweise etwas mit meiner tatsächlichen Leistung zu tun hat."
„Ich habe nicht genug gelernt!"	„Ich habe große Angst, nicht genug gelernt zu haben, ich habe mich aber gut vorbereitet. Ob ich tatsächlich alle Fragen beantworten kann, hängt auch davon ab, wie fair die Fragen sind – ich für meinen Teil habe mich gut vorbereitet!"

In Anlehnung an die kognitive Therapie nach Beck (z. B. Beck, 1999) kann zum Festhalten der „alten“ und „neuen“ Gedanken ein fünfspaltiges Protokollblatt eingesetzt werden (vgl. Abb. 4).

5-Spalten-Technik

Situation	Gedanke	Gefühl	Neuformulierung des Gedankens	Gefühl danach

Abbildung 4: Arbeitsblatt zur 5-Spalten-Technik

Merke: Einüben hilfreicher Gedanken

Da die vorher bestehenden dysfunktionalen kognitiven Muster in der Regel bereits lange bestehen und deshalb stark automatisiert ablaufen, fällt es vielen Betroffenen zunächst schwer, derartige automatisierte Gedanken schnell genug zu erkennen und dann durch die neuen Gedanken zu ersetzen. Zusätzlich kommt dies den Betroffenen am Anfang oft künstlich und holprig vor. Falls entsprechende Beschwerden geäußert werden, sollte genau nachgefragt werden, ob die Gedanken an sich als künstlich erlebt werden oder die Situation des Bewusstmachens und Umformulierens der Gedanken. Im letzteren Fall wird sich dieser Effekt mit zunehmender Übung verlieren. Für den Fall, dass die erarbeiteten Gedanken in der Situation als nicht mehr passend oder aufgesetzt erlebt werden, sollte gemeinsam nach für die Person adäquateren Gedanken gesucht werden.

Eine detaillierte Beschreibung der Arbeit mit dysfunktionalen Kognitionen findet sich u. a. in Wilken (2008) oder Beck (1999).

Das folgende Fallbeispiel veranschaulicht exemplarisch die Möglichkeit der Arbeit mit dysfunktionalen Kognitionen und Einstellungen:

Fallbeispiel

Fallbeispiel

Th.: „Als wir uns angesehen haben, wie es Ihnen kurz vor der Prüfung geht, fiel mir ein Gedanke auf, den Sie immer wieder genannt haben: ‚Das schaffe ich einfach nicht.‘ Ist das einer der wichtigen Gedanken, der sich bei Ihnen in Prüfungssituationen immer wieder in den Vordergrund drängt?“
Pat.: „Ja, das ist richtig! Dieser Gedanke ist wie ein böses Mantra, welches mich dauernd begleitet.“
Th.: „Gibt es noch weitere Gedanken dieser Art?“

Pat.: „Ja, es gibt schon auch noch andere. Einer davon ist, dass ich immer das Gefühl habe, dass ich nicht genug getan habe. Aber der Gedanke, dass ich es nicht schaffe, ist tatsächlich der Schlimmste."
Th.: „Ich möchte mit Ihnen zusammen diesen Gedanken genauer ansehen, damit wir ihn besser verstehen. Was ist denn das, was Sie nicht schaffen werden?"
Pat.: „Hmm, gute Frage. Bislang habe ich ja alle Prüfungen immer geschafft, meist sogar mit einer einigermaßen guten Note! Bei dem Nicht-Schaffen sehe ich immer ganz schnell die betretenen Gesichter meiner Eltern und meiner Freunde vor mir. Nicht, dass sie mir Vorwürfe machen würden in meiner Vorstellung, aber sie sind eher peinlich berührt; und ich möchte am liebsten vor Scham im Boden versinken."
Th.: „Wenn Sie bisher immer alles gut oder sehr gut geschafft haben, ist vermutlich auch ein großer Erwartungsdruck entstanden – es wäre ja ganz schön auffällig, wenn Sie plötzlich mit einer nur ausreichenden Note aus der Prüfung kämen, oder?"
Pat.: „Ja, es gibt auch schon fast so Witze über mich – dass ich mich vorher immer verrückt mache und dann sowieso immer mit einer Eins aus der Prüfung komme. Ich glaube, die anderen würden mir gar nicht glauben, wenn ich tatsächlich eine vier hätte …"
Th.: „Das heißt ja, Sie müssen die Prüfung nicht nur schaffen, sondern Sie müssen sie auch mit einer exzellenten Leistung schaffen, oder?"
Pat.: „Ja, genau, alles andere als ein ‚sehr gut' wäre irgendwie nicht geschafft."
Th.: „Das ist ein hohes Ziel, oder?"
Pat.: „Naja, wenn ich mir das so angucke, ist es schon etwas gewagt – eigentlich wissen wir ja alle, dass die Notengebung gar nicht immer so perfekt vorhersagbar ist. Also wäre das Ziel ja wirklich nicht zu schaffen – ich habe ja sogar fast recht mit meinem Gedanken!"
Th.: „Ja, das hört sich wirklich so an, als hätte ihr Unterbewusstsein gemerkt, dass Sie einem nicht immer erreichbaren Ziel hinterher jagen. Ihre Aussage ‚das schaffe ich nie' klingt aber so, als würden Sie die Prüfung nicht bestehen. Was meinen Sie dazu?"
Pat.: „Ja, da haben Sie schon recht. Eigentlich finde ich den Anspruch, immer alles perfekt erledigen zu wollen, ziemlich anstrengend. Es muss doch auch möglich sein, mal eine mittelgute Note zu haben und trotzdem sich nicht selbst als Versager zu sehen – oder?"
Th.: „Das klingt plausibel. Aber nach Ihren Schilderungen gibt es ja einige wichtige Personen in Ihrem Leben, die eher erwarten, dass Sie immer weiter alles so super gut machen wie bisher: Ihre Eltern, Ihre Freunde, … Können Sie da einfach so drüber hinweggehen?"
Pat.: „Eigentlich schon. Es hat ja niemand direkt etwas gesagt, vielleicht erwarten die das auch nur von mir, weil ich selbst an mich so selbstverständlich diesen Anspruch richte. Oder sie erwarten es gar nicht von mir,

und ich denke nur, dass sie es erwarten. Jedenfalls setzen mich diese Vorstellungen höllisch unter Druck."
Th.: „Das kann ich gut nachvollziehen. Gibt es etwas, wodurch dieser Druck für Sie geringer würde?"
Pat.: „Ich kann mir ja weiter vornehmen, mich gut vorzubereiten und in der Prüfung mein Bestes zu geben. Aber wenn ich dann mal Pech habe und etwas nicht weiß, müssten ich und die anderen eben anerkennen, dass ich trotzdem alles getan habe; na ja, vielleicht nicht alles, aber eben ein vernünftiges Maß."
Th.: „Können Sie daraus für sich eine Art Merksatz machen – etwas, das sie dann dem ‚Das schaffe ich nicht!' entgegen setzen können?"
Pat.: „Hmm, ich könnte z. B. sagen ‚Ich schaffe es tatsächlich nicht, immer alles 100 % perfekt zu machen und mir immer die Note ‚sehr gut' zu garantieren. Aber das muss ich auch nicht! Wenn ich in einer Prüfung mal nicht so glanzvoll abschneide, wird das auch nicht dazu führen, dass sich alle von mir abwenden. Und mir wird es deutlich besser gehen, wenn ich lerne, mich nicht ständig unter einen absolut überzogenen Erfolgsdruck zu setzen!'"
Th.: „Wie könnten Sie in der kommenden Woche denn diese neue Einstellung zu sich in den Lernsituationen umsetzen und üben?" […]

4.2.6 Modul 6: Ganz entspannt in der Prüfung – Systematische Desensibilisierung als Technik der Spannungsreduktion

Neben der Förderung von Ausgeglichenheit und der Reduktion genereller Anspannung können Entspannungsverfahren noch in einem weiteren wichtigen Anwendungsgebiet genutzt werden: Als Basisverfahren der systematischen Desensibilisierung. Während die systematische Desensibilisierung in den Anfangsjahren der Verhaltenstherapie als Methode der Wahl zur Behandlung von Ängsten galt, wird diese Rolle inzwischen von Konfrontationsverfahren eingenommen. Für phobische Ängste, bei denen aus verschiedenen Gründen (z. B. mangelnde körperliche Belastbarkeit, reale Gefährdung in der Konfrontationssituation) keine In vivo-Konfrontation möglich ist, stellt die systematische Desensibilisierung neben der Konfrontation in sensu eine alternative Vorgehensweise dar.

Wirkweise der systematischen Desensibilisierung

Bei der systematischen Desensibilisierung werden angstauslösende Vorstellungsbilder in aufsteigender Reihenfolge mit Entspannungssequenzen gekoppelt. Durch die Koppelung von Entspannung als angstinkompatiblem Zustand mit den Situationsbildern soll eine Reduktion der Angstreaktion erreicht werden. Mittlerweile gilt diese Annahme jedoch als widerlegt; vielmehr wird von mehreren verschiedenen Wirkkompontenten ausgegangen, wie z. B. Habituationserfahrungen und der graduierten Darbietung der angstauslösenden Reize (Maercker & Weike, 2009).

Voraussetzung für das Durchführen einer systematischen Desensibilisierung ist zum einen die Beherrschung eines Entspannungsverfahrens: Die Person muss in der Lage sein, in relativ kurzer Zeit durch eine kurze Anleitung in einen entspannten Zustand zu geraten. Dazu wird in der Regel das Erlernen der Progressiven Muskelentspannung nach Jacobson empfohlen (siehe Kapitel 4.2.4).

Entspannungsverfahren

Zum anderen muss eine Hierarchie von prüfungsbezogenen angstauslösenden Vorstellungsbildern generiert werden, deren Grad der Angstauslösung in möglichst ähnlich großen Schritten steigt. Dazu ist die Einschätzung der Angst auf einer Skala von 0: gar keine Angst bis 100: maximale Angst hilfreich.

Angsthierarchie

Merke:

Die systematische Desensibilisierung umfasst das Erlernen und Anwenden einer Entspannungsmethode, hierarchisch dargebotene Angstvorstellungen sowie gegebenenfalls ein Vorstellungstraining.

Eine individuelle Angsthierarchie könnte wie in Abbildung 5 dargestellt aussehen.

Angst-Rating	Situation
0	Ruhebild: Ich sitze in meinem Lieblingssessel und lese die Tageszeitung.
10	Ich setze mich an den Schreibtisch und schlage den Ordner mit den Lernmaterialien auf.
20	Ich wiederhole am Ende eines Lernabschnitts den Stoff.
30	Ich lese in der Prüfungsliteratur einen Abschnitt, den ich nicht verstehe.
40	Ein Kommilitone fragt mich etwas zum Prüfungsstoff, und ich kann mit der Frage nichts anfangen.
50	Meine Freundin fragt mich den Prüfungsstoff ab und stellt eine Frage, die ich nicht sofort beantworten kann.
60	Ich liege am Tag vor der Prüfung abends im Bett und denke an die morgige Prüfung.
70	Ich ziehe mir die Jacke an, um meine Wohnung für die Fahrt zur Prüfung zu verlassen.
80	Ich warte im Flur des Instituts vor dem Raum des Prüfers.
90	Die Tür zum Prüfungszimmer geht auf, und der Prüfungsbeisitzer signalisiert mir, den Raum zu betreten.
100	Ich sitze im Zimmer des Prüfers, und er stellt die erste Frage.

Abbildung 5: Beispiel für eine Angsthierarchie

Die einzelnen Stufen der Angsthierarchie werden dann in bildhafte Vorstellungen überführt, die so detailliert sein sollen, dass sie von der Person schnell intensiv imaginiert werden können. Dazu trägt auch die Verwendung von verschiedenen Sinnesmodalitäten bei, z. B. die Geräusche, die üblicherweise am Schreibtisch herrschen, der Geruch der Lederjacke beim Verlassen der Wohnung oder die Geräuschkulisse des Institutsflurs. Falls die Person Schwierigkeiten hat, in kurzer Zeit ein lebendiges Vorstellungsbild zu generieren, sollte ein Vorstellungstraining durchgeführt werden.

Vorstellungstraining

Beim Vorstellungstraining wird mit Hilfe nicht angstbesetzter Situationen die Imaginationsfähigkeit der Person trainiert, z. B. indem sie angeleitet wird, bislang unberücksichtigte Sinnesmodalitäten mit in die Vorstellung einzubeziehen. Dazu können auch einzelne Aspekte gesondert geübt werden, wie z. B. die Vorstellung bestimmter Geräusche oder taktiler Wahrnehmungen.

Vorgehen bei der systematischen Desensibilisierung

Die Durchführung der systematischen Desensibilisierung sieht den Wechsel zwischen Entspannungsphasen und der Darbietung der Vorstellungsbilder vor, die von der am wenigsten angstauslösenden Stufe aus aufsteigend dargeboten werden. Die Person signalisiert die ersten Anzeichen von Anspannung, z. B. durch ein kurzes Handzeichen, worauf der Therapeut das Vorstellungsbild zurücknimmt und die Person mit der vereinbarten und geübten Entspannungsinstruktion wieder in einen entspannten Zustand versetzt. Nach einer kurzen Phase der Entspannung wird die Situation dann erneut dargeboten. Wenn die Situation mehrere Male hintereinander (je nach Ausmaß der anfänglich erlebten Anspannung zwei- bis fünfmal) ohne Anzeichen bzw. Gefühle von Anspannung durchlebt werden kann, wird nach dem Darbieten einer Entspannungsphase zur nächsthöheren Stufe der Angsthierarchie übergegangen. Pro Therapiesitzung werden ca. drei bis fünf Stufen der Angsthierarchie bearbeitet (Maercker & Weike, 2009).

Falls möglich, sollten die in der Desensibilisierung ohne Anspannung durchlebten Situationen bald auch in der Realität aufgesucht werden, so dass eine möglichst gute Übertragbarkeit auf den tatsächlichen Alltag gewährleistet wird.

Abbildung 6 und Abbildung 7 verdeutlichen verschiedene Verläufe einer systematischen Desensibilisierung.

Beschreibungen zur Planung und Durchführung der systematischen Desensibilisierung finden sich u. a. bei Maercker und Weike (2009). Linden (2008) schildert eine Variante der systematischen Desensibilisierung, die keine Entspannungsinstruktionen zwischen der Darbietung der Vorstellungsbilder der Situationen vorsieht und damit eine Konfrontation in sensu darstellt.

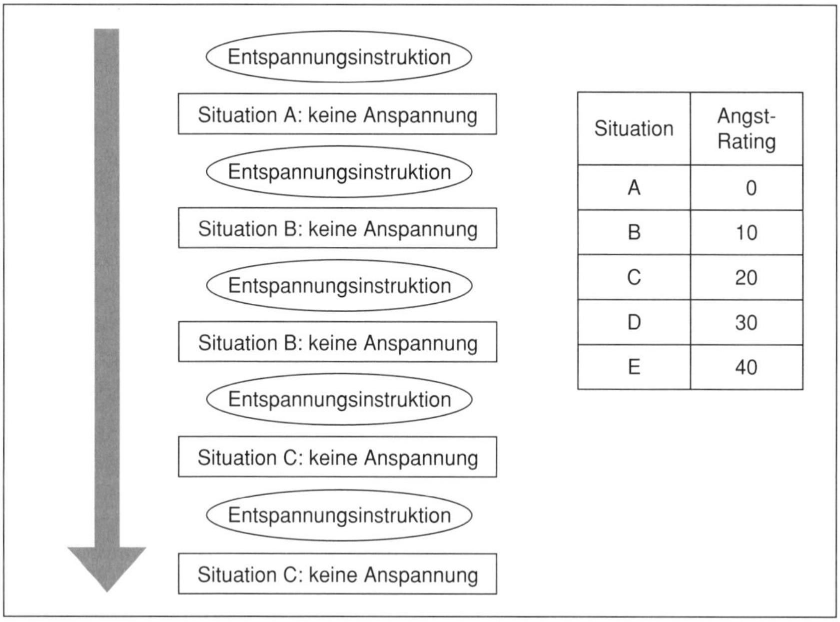

Abbildung 6: Darbietung der ersten Stufen der Angsthierarchie ohne Anzeichen von Anspannung

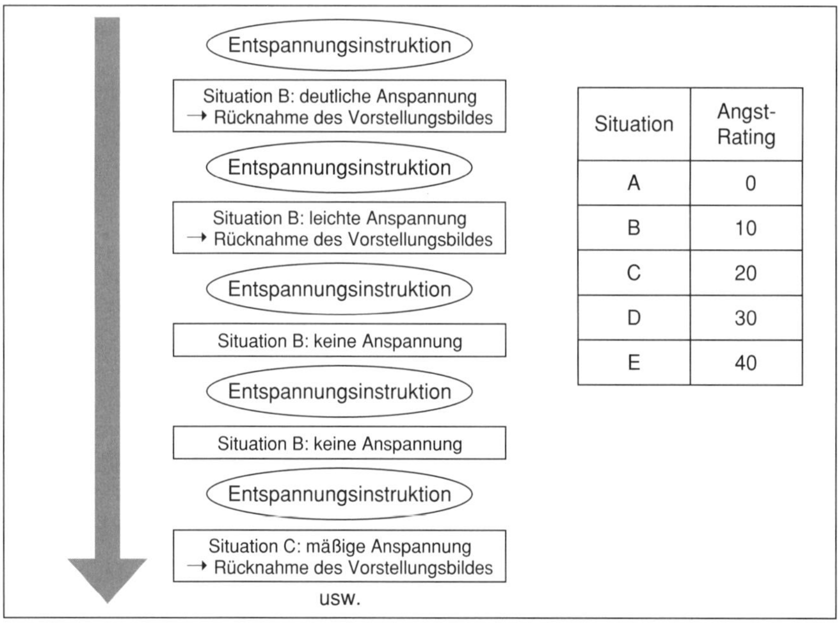

Abbildung 7: Darbietung der ersten Stufen der Angsthierarchie mit Anzeichen von Anspannung

4.2.7 Modul 7: Übung ist alles – Konkrete Vorbereitung auf die Prüfungssituation

Konkrete Prüfungsvorbereitung

Modul 7 umfasst konkrete Techniken für die Prüfungssituation selbst. Dies ist insbesondere dann relevant, wenn die Prüfungsängste erst kurz vor oder sogar erst in der Situation selbst auftreten und die Prüfungsvorbereitung, d. h. das Lernen und Wiedergeben des Prüfungsstoffes, bis dahin weitgehend ungestört erfolgen konnte.

Die wichtigste Strategie für die Prüfung besteht darin, sich so weit wie möglich über die Umstände, Inhalte und Abläufe der Prüfung zu informieren und diese auch in Verhaltensübungen durchzuspielen. Dies beruht zum einen auf der Annahme, dass das Bewältigen von komplett neuen Situationen mehr Ressourcen abfordert als das Durchleben bekannter Situationen. Je bekannter also die Situation ist, desto mehr Kapazität steht für die eigentliche Prüfungsanforderung, d. h. das Reproduzieren von Wissen, zur Verfügung. Zum anderen können durch die Kenntnis der Umstände auch mögliche problematische Situationen antizipiert werden, für die dann im Vorfeld nach Reaktionsmöglichkeiten gesucht werden kann. Nicht zuletzt beugt eine möglichst realitätsgestützte Erwartung auch der Entwicklung von katastrophisierenden Gedanken vor.

Drei Schritte zur Prüfungsvorbereitung
1. Prüfungssituation simulieren. 2. Problematische Situationen antizipieren und Reaktionen einüben. 3. Praktische Planung des Tags vor der Prüfung und des Prüfungstags.

Prüfungssituation simulieren

Vorbereitung mündliche Prüfung

Idealerweise beginnt der Prüfling bereits während der Lernphase mit der Wissensreproduktion in dem Modus, in dem dann auch die Prüfung stattfinden wird. Dies basiert zum einen auf der Erkenntnis, dass das Aufnehmen und Behalten von Lernstoff nicht notwendigerweise auch automatisch den Abruf des Wissens einschließt. Abruf und Wiedergabe von Wissen müssen ebenfalls geübt werden. Wir wissen des Weiteren, dass die aktive Reproduktion von Wissen deutlich schwerer fällt als die passive. Das heißt, dass das Wiedererkennen von Gelerntem deutlich leichter ist als das Erinnern von Wissensinhalten ohne eindeutige Hinweisreize. Die freie Reproduktion ist jedoch in der Regel der Modus, der in Prüfungssituationen gefordert wird. Bereits während der Lernphase sollten daher nach einzelnen Einheiten (z. B. Teilgebieten innerhalb eines Faches, Unterkapiteln eines Buches) Zeiten vorgesehen sein, in denen der Lernstoff in der in der Prüfung geforderten Form wiedergegeben wird (vgl. Kapitel 4.2.2).

Für mündliche Prüfungen bietet sich das Nachstellen der Situation in Form eines Rollenspiels an. Falls mehrere Personen verfügbar sind, sollte neben Prüfer und Prüfling auch ein Beobachter mit in das Rollenspiel einbezogen werden, der zusätzlich Rückmeldung über die Performanz des Prüflings gibt. Wie bei anderen (therapeutischen) Rollenspielen auch, sollte auf das Einhalten der Feedback-Regeln geachtet werden. Um den Rollenspieler nicht durch eine Vielzahl von Verbesserungsmöglichkeiten zu überfahren und zu überfordern, schlagen wir vor, dass je nach Komplexität der Situation und der rückgemeldeten Sachverhalte eine Regel zur Anzahl der Rückmeldungen eingeführt wird. So könnte es beispielsweise die Aufgabe für diejenigen, die eine Rückmeldung geben, sein, nach jeder Rollenspielsequenz etwa je zwei bis vier positive sowie verbesserungswürdige Aspekte des Verhaltens zu benennen. Wichtig bei derartigen Rollenspielen ist dann, dass sie wiederholt werden und dabei die Anregungen berücksichtigt und ausprobiert werden sollten. Grundsätzlich, besonders aber bei Defiziten im sichtbaren Verhalten (z. B. schlechter Blickkontakt, zu leises Sprechen), ist der Einsatz von Videorückmeldungen zu empfehlen.

Weitere Hinweise und Beschreibungen für das Umsetzen und Besprechen von Rollenspielen im therapeutischen Kontext finden sich z. B. bei Fliegel (2009) und Fliegel, Groeger, Künzel, Schulte und Sorgatz (1998).

Vorbereitung schriftlicher Prüfungen

Bei schriftlichen Prüfungen liegen häufig Fragen früherer Prüfungen vor, die zu Übungszwecken genutzt werden können. Alternativ können sich die Prüflinge auch selbst mögliche Fragen ausdenken, die eine strukturierte Wiedergabe des Lernstoffs erfordern.

Prüfungssituation in Erfahrung bringen

Nicht nur, um Rollenspiele möglichst gut umsetzen zu können, sondern auch, um von möglichst wenigen Aspekten der Prüfungssituation überrascht zu werden, ist es empfehlenswert, die Rahmenbedingungen der Prüfung möglichst detailliert in Erfahrung zu bringen:

- In welchem Raum findet die Prüfung statt?
- Wer ist anwesend?
- Dürfen Freunde/Freundinnen mitgebracht werden?
- Gibt es feste Sitzplätze für Prüfer oder Prüfling?
- Gelten die angegebenen Zeiten oder kann es zu Verschiebungen kommen?
- Hat der Prüfer bestimmte Rituale?
- Gibt es die Möglichkeit eines selbst gewählten und selbst strukturierbaren „Einstiegsthemas“?

Problematische Situationen antizipieren und Reaktionen einüben

Vor allem mündliche Prüfungen lösen häufig situationsbezogene Ängste aus, da sie durch das vorher nicht berechenbare Verhalten des Prüfers ein hohes Maß an Unkontrollierbarkeit beinhalten. Diese Unkontrollierbarkeit kann zwar durch Vorbereitung nicht aufgehoben, jedoch kann die Belastung durch diesen Faktor dadurch gemildert werden, dass schwierige Situationen antizipiert und dafür Bewältigungsmöglichkeiten besprochen und geübt werden. Typische Situationen, die auch von vielen Prüfungsängstlichen als angstauslösend angegeben werden, sind folgende:

Blackout

Umgang mit Blackouts

Viele Prüflinge, auch nicht prüfungsängstliche, kennen die Situation, dass in dem Moment, in dem der Prüfer die Frage gestellt hat, plötzlich alles Wissen verloren scheint – oder zumindest die Angst davor, dass eine solche Situation auftreten könnte.

Als erstes sollte – gegebenenfalls unter Berücksichtigung der vorangegangenen kognitiven Arbeit – deutlich werden, welche Gedanken in einer solchen Situation auftreten. Wichtig sind dabei vor allem auftretende Katastrophengedanken sowie starke negative Selbstbewertungen. Dysfunktionale Kognitionen und Einstellungen sind beispielsweise:
„Jetzt ist alles aus, ich werde kein Wort mehr herausbringen, ich weiß nichts mehr",
„Jetzt habe ich schon viel zu lange gebraucht, um eine Antwort zu geben",
„Ich bin einfach zu doof für dieses Studium",
„Jetzt ist der Gesprächsfluss unterbrochen und die Prüfung ist passee",
„Alle anderen kommen mit so einer Situation zurecht; nur ich nicht!"

Erwartete Gedanken diese Art sollten gemeinsam identifiziert und deren einschränkende und hinderliche Funktion besprochen werden. Charakteristisch an derartigen Gedanken ist, dass sie auf das vermeintliche Versagen und auf die persönliche Unzulänglichkeit fokussieren. Keiner der genannten Gedanken bezieht sich auf den Inhalt der Prüfung und auf eine mögliche Bewältigung.

Bevor diese Situation in Rollenspielen geübt wird, sollte zunächst erarbeitet werden, welche Reaktionsmöglichkeiten in der Situation von Seiten der Person und von Seiten der Situation bestehen.

Beispiele für Handlungsmöglichkeiten sind, den Prüfer zu bitten,
- die Frage noch einmal zu stellen oder die Frage zu erläutern,
- das Thema zu wechseln und eine anderen Frage zu stellen,
- eine Hilfestellung zu geben oder
- den Raum für einen Moment verlassen zu dürfen.

Entsprechend der individuellen und situationsbedingten Möglichkeiten sollten dann die Handlungsmöglichkeiten besprochen und im Rollenspiel eingeübt werden. Falls große Ängste vor einem Gespräch mit dem Prüfer bestehen, in dem auf mögliche Blackouts hingewiesen wird, kann auch dies im Rollenspiel geübt werden.

Merke: Blackouts immer ansprechen?

Die Frage, ob durch das Vorbesprechen möglicher Blackouts Nachteile für die Prüflinge zu erwarten sind, kann sicher nicht vor einer Prüfung beantwortet werden. Viele Prüfer sind jedoch im Umgang mit ängstlichen Prüflingen eher selbst unsicher und würden ein gezieltes Ansprechen einer kritischen Situation eher begrüßen. Als hilfreich wird in der Regel auch empfunden, wenn der Prüfling dann Vorschläge macht, wie der Prüfer helfen kann, die Blockade möglichst schnell wieder zu lösen (siehe oben).

Es gibt jedoch sicher auch Fachkulturen und/oder individuelle Einstellungen auf Seiten des Prüfers, in denen das Ansprechen von Ängsten als Schwäche angesehen wird, die sich kurz- oder mittelfristig negativ auf die Benotung auswirkt. In diesem Falle müsste abgewogen werden, ob es günstiger ist, das Risiko einzugehen, dass es „ohne Vorbesprechung" zu Blackouts kommen kann, oder ob das Risiko des vorherigen Ansprechens mit den möglichen negativen Folgen akzeptabler ist. Da es sich in beiden Fällen um Ereignisse handelt, die nur mit einer gewissen Wahrscheinlichkeit eintreten, wird es in diesem Fall keine optimale Lösung geben. Bei der Disputation der Alternativen können wieder Techniken genutzt werden, die im Kapitel 4.2.5 beschrieben wurden.

Umgang mit nicht verstandenen Fragen

Schwer verständliche Fragen

Manchmal kommt es dazu, dass der Prüfling die Frage des Prüfers nicht versteht. Dies kann zum einen daran liegen, dass die Frage zu kompliziert oder unverständlich gestellt wurde. Zum anderen kann durch die Anspannung des Prüflings, die meist mit einem versagensorientierten Fokus auf die eigenen Angstreaktionen einhergeht, nicht genügend Aufmerksamkeit für den Inhalt der Frage vorhanden sein. Auch an dieser Stelle sollten mögliche dysfunktionale Interpretationen der Situation („Wenn ich eine Frage nicht verstehe, weiß der Prüfer gleich, dass ich nichts kapiere und eine komplette Null bin") exploriert und gegebenenfalls bearbeitet werden.

Danach können je nach personalen und situationalen Bedingungen verschiedene Lösungsmöglichkeiten erarbeitet und eingeübt werden:
- Der Prüfling fragt nach, damit er die Frage besser versteht.
- Der Prüfling fragt in eine bestimmte Richtung offen nach: „Ich bin mir nicht ganz sicher, ob ich Ihre Frage richtig verstanden habe: Geht es dabei um ...?"
- Der Prüfling bietet eine Antwort in eine bestimmte Richtung an und schließt ohne Pause die Antwort an: „Ich bin mir nicht ganz sicher, ob ich Ihre Frage richtig verstanden habe: Sie meinen vermutlich ... – dazu wäre folgendes zu sagen: ...".

Umgang mit Wissenslücken

Wissenslücken

Trotz guter Vorbereitung kann es vorkommen, dass der Prüfer eine Frage stellt, die der Prüfling nicht beantworten kann. Dies kann manchmal vom Prüfer intendiert sein, um die Obergrenzen des Wissens auszuloten. Manchmal wollen Prüfer jedoch nur feststellen, ob Kandidaten auch mit schwierigen Fragen kreativ umgehen können. Möglich ist jedoch auch, dass der Prüfling „auf Lücke“ gelernt hat und schlicht den entsprechenden Stoff nicht beherrscht. Hier sind ebenfalls zunächst mögliche dysfunktionale Interpretationen zu explorieren („Man muss in einer Prüfung alles wissen“) und mit Verweis auf die Anwendung der kognitiven Techniken zu bearbeiten. Danach sind verschiedene Umgangsmöglichkeiten denkbar, die wiederum von Situation und Person abhängen:

- So tun, als ob es ein Verständnisproblem sei, und zu einem Thema überleiten, zu dem man etwas sagen kann: „Ich bin mir nicht sicher, ob ich Ihre Frage ganz verstanden habe: Sie sprechen vermutlich XYZ an – dazu wäre Folgendes zu sagen: …“.
- Einen Teil Unsicherheit zugeben, aber eine Möglichkeit anbieten, wie die Frage beantwortet werden könnte, wenn man über das Wissen verfügen würde: „Ich habe jetzt die konkreten Grundlagen nicht parat; wenn ich jedoch davon ausgehe, dass XYZ, würde ich die Frage folgendermaßen beantworten: …“.
- Das Unwissen offen zugeben: „Ich kann diese Frage leider nicht beantworten – ich weiß, worauf Sie hinauswollen, ich bekomme die Details aber gerade nicht zusammen.“ Falls es sich inhaltlich anbietet, kann ein ähnliches Thema angeboten werden: „… Ich könnte Ihnen allerdings als ein ähnliches Themengebiet XYZ anbieten: Da wäre es bezüglich Ihrer Frage folgendermaßen: …“.
- Sollte gar kein Wissen zum entsprechenden Thema vorhanden sein, kann es besser sein, dies offen anzusprechen („Es tut mir leid, da haben Sie mich gerade auf dem falschen Fuß erwischt. Mit ABC habe ich mich gar nicht beschäftigt; könnten Sie bitte zu einem weiteren Thema übergehen?“). Dies vermindert das Risiko, durch Raten oder falsche dumpfe Erinnerungen viel Zeit mit diesem Thema zu verbringen und so den schlechten Eindruck beim Prüfer noch zu festigen.

Umgang mit nicht abgesprochenen Prüfungsthemen

Verletzung von Absprachen

Manche Prüfer bieten die Möglichkeit, die Themen vorher einzugrenzen. Es kann dabei vorkommen, dass der Prüfer dann doch Inhalte abfragt, die vorher nicht abgesprochen waren. Dafür gibt es drei mögliche Erklärungen:

- Der Prüfer hat die Absprache nicht präsent oder er verwechselt diese Absprache mit einer anderen.
- Der Prüfer fragt bewusst nach Inhalten, die nicht abgesprochen waren, setzt dies aber mit dem Ziel ein, einen Überblick darüber zu bekommen, wie das Wissen des Prüflings auch ohne explizite Vorbereitung ist.

- Der Prüfer fragt bewusst nach Inhalten, die nicht abgesprochen waren, um den Prüfling und dessen Flexibilität zu testen.

So lange der Prüfling nicht sicher ist, ob tatsächlich eine (böswillige) Absicht des Prüfers hinter dem Abweichen von der Absprache vorliegt, sollte dies angesprochen werden. Nur so können eventuelle Missverständnisse noch vor der Benotung geklärt werden.

Umgang mit abwertenden Äußerungen oder Verhaltensweisen

Abwertende Äußerungen oder Verhaltensweisen

Manche Prüfer legen während der Prüfung bewusst oder unbewusst ein stark abwertendes Gesprächs- oder nonverbales Verhalten an den Tag, indem sie z. B. Blickkontakt mit dem Prüfling vermeiden, aus dem Fenster sehen, störende Geräusche machen oder direkt die Leistung abwerten („So einen Quatsch habe ich ja selten gehört!", „Das war ja wohl gar nichts!"). Meist ist es durch die Umstände der Situation nicht möglich, solche Aspekte direkt anzusprechen. Der Umgang mit solchem Verhalten kann jedoch im Rahmen der Prüfungsvorbereitung besprochen und geübt werden. Dazu können mit dem Therapeuten oder anderen Personen Rollenspiele durchgeführt werden, in denen ein möglichst förderlicher Umgang mit den schlechten Rahmenbedingungen erarbeitet wird. So kann beispielsweise geübt werden, sich vom destruktiven Verhalten des Prüfers zu distanzieren und die Aufmerksamkeit möglichst schnell wieder auf die Prüfungsinhalte zu lenken: „Warum räuspert der Prüfer sich denn schon wieder und guckt so unzufrieden?" → „Stopp – letztlich ist das jetzt egal. Der ist halt so! Gehe auf die Fragen ein, so gut du kannst!"

Merke:

Ungünstige Vorkommnisse in der Prüfung, wie z. B. die Verletzung von Absprachen, abwertende Äußerungen oder das Treffen einer Wissenslücke können antizipiert werden. Das macht diese Vorkommnisse nicht weniger ärgerlich oder unfair, trägt aber dazu bei, in solchen Situationen nicht durch Panikgefühle oder ungünstige Reaktionen die Prüfungsängste wieder zu verschlimmern.

Praktische Planung des Tags vor der Prüfung und des Prüfungstags

Planung des Prüfungstags

Um dysfunktionalen Kognitionen und Angstgefühlen direkt vor und während der Prüfung möglichst gut begegnen zu können, ist es sinnvoll, auch die Stunden direkt davor genau zu planen. Dabei sind folgende Fragen zu klären:

Wie lange sollte vor der Prüfung noch gelernt werden?
Im Allgemeinen wird empfohlen, am Tag vor der Prüfung keine neuen Lerneinheiten mehr einzuplanen. Zur Erhöhung der subjektiven Sicherheit ist

es förderlich, bereits gelernte Abschnitte und dort vor allem die Zusammenfassungen zu wiederholen und sich die Gliederung des Stoffes zu vergegenwärtigen.

Wie werden der Tag vor und der Prüfungstag außerhalb von Lern-Wiederholungen verbracht? Ist es günstig, die Zeit eher allein oder mit anderen zu verbringen?
Um Gelegenheiten für Grübeleien oder Angstgefühle sinnvoll zu begrenzen, sollte vorbereitet werden, wie die Person am besten mit lernfreien Zeiten umgeht. Dabei sind die individuellen Präferenzen mit einzubeziehen, wie z. B. der Wunsch, sich dann eher von anderen zurückzuziehen oder sich ganz offensiv durch andere Personen abzulenken, die mit der Prüfung gar nichts zu tun haben. Manchen Personen tut es gut, sich besonders zu verwöhnen (z. B. durch ein ausgedehntes Bad oder einen Saunabesuch), manche finden es jedoch hilfreicher, möglichst alltägliche Aktivitäten auszuüben (z. B. Haushaltstätigkeiten zu erledigen oder den üblichen Hobbytermin wahrzunehmen). Hier sollte eine explorative Haltung gefördert werden, in der auch nicht so erfolgreiche Entscheidungen gewürdigt werden: „Wenn Sie bislang noch nicht XYZ probiert haben, können Sie nicht wissen, ob Ihnen das gut tun wird – erst wenn Sie es ausprobiert haben, wissen Sie beim nächsten Mal, ob das eine gute Lösung für Sie ist oder ob Sie dann etwas anderes probieren sollten."

Wie wird die Situation direkt vor der Prüfung bewältigt? Macht mich das Zusammensein mit Mitstudierenden eher nervös?
In der Situation direkt vor der Prüfung ist bei vielen Personen die Anspannung am höchsten. Auch hier ist zunächst die Akzeptanz dieser Tatsache bedeutsam: Auch mit noch so viel Vorbereitung und Strategien der Anspannungsregulation werden dies unangenehme Minuten sein – das Ziel kann daher nicht die Vermeidung oder der totale Abbau von Spannung sein, sondern nur eine leichte bis mittelstarke Reduktion. Die spezifischen Techniken sind dabei wieder individuell zu explorieren: Bei stark körperlich spürbarer Anspannung sind Entspannungstechniken denkbar, bei Grübeleien ein Grübelstopp und/oder die Nutzung von vorher erarbeiteten Selbstinstruktionen, bei starker Irritierbarkeit durch andere der Rückzug aus der Situation (z. B. indem die Person weiter weg von den anderen steht).

Wie kann möglichen Schlafstörungen entgegengewirkt werden?
Zunächst sollte entpathologisiert werden: Es ist normal, vor Prüfungen schlecht zu schlafen, und selbst eine Nacht mit sehr wenig Schlaf führt nicht automatisch dazu, dass man bei der Prüfung durchfällt. Und selbst wenn der wenige Schlaf extrem hinderlich wäre, ist exzessives Bemühen um sofortiges Einschlafen eher kontraproduktiv. Falls nötig, können jedoch basale Regeln zur Schlafhygiene besprochen werden – falls hier gravierende Defizite bestehen, ist jedoch der Zeitpunkt direkt vor der Prüfung zu spät, um deutliche Änderungen umzusetzen und positive Konsequenzen zu spüren.

Falls entsprechende Hinweise bestehen, sollte das Thema Schlafhygiene deutlich früher angesprochen werden. Regeln zur Schlafhygiene finden sich z. B. in Riemann (2003), aber auch auf diversen Internetseiten, z. B. http://www.schlafgestoert.de/site-48.html.

Wie werde ich mich zur Prüfung kleiden?
Um am Tag der Prüfung keine zusätzlichen Stressoren zu schaffen, sollte die „Kleiderfrage" am Vortag geklärt werden, so dass notfalls noch nötige Handlungen umgesetzt werden können, wie die Bluse zu bügeln oder die Schuhe zu putzen. Häufig schafft das Herauslegen der Kleidung ein Gefühl von guter Vorbereitung, und das vorher überlegte Vorgehen sorgt für Sicherheit. Manchmal ist es unserer Erfahrung nach auch hilfreich, kurz die Angemessenheit von Kleidung zu diskutieren und z. B. darauf hinzuweisen, dass bei weiblichen Prüflingen tiefe Ausschnitte selbst an heißen Tagen für eine Einzelprüfungssituation nicht angemessen sind.

Was kann ich tun, um konzentriert zu bleiben?
Zunächst sind Explorationen aus vergangenen Prüfungssituationen hilfreich: Welche situativen oder personenbezogenen Faktoren haben zu einem Abfall in der Aufmerksamkeit geführt? Können diese verändert werden? Nicht zuletzt ist auch die Erwartung zu prüfen: Es ist bei einer mehrstündigen Prüfung normal, dass die Konzentration zwischendurch absinkt – dann sind Techniken hilfreich, eine kurze Pause gut zur Regeneration zu nutzen, z. B. indem man sich reckt und räkelt, einen Traubenzucker isst und zwei Minuten aus dem Fenster sieht.

Merke:

Die Planung verschiedener Aspekte des Prüfungstags (Beruhigungsstrategien, Kleidung, etc.) trägt dazu bei, ein Gefühl der Kontrolle über die Situation herzustellen, das Sicherheit und Ruhe vermittelt.

Nach der Prüfung

Nach der Prüfung

Im Rahmen sozialer Ängste wurde das Phänomen des „post-event processing" oder „post-mortem thinking" beschrieben (Fehm, Schneider & Hoyer, 2007). Dies besagt, dass sozial ängstliche Menschen nach einer gefürchteten Situation dazu neigen, diese in Gedanken wiederholt durchzugehen und dabei den Fokus auf die subjektiv negativen Aspekte der Situation zu legen. Dies kann dazu führen, dass Situationen im Nachhinein besonders negativ bewertet werden und so auch eigentlich erfolgreich absolvierte Situationen nachträglich als Fehlschlag gewertet werden. Dadurch wird ein negatives Selbstbild bestätigt, verstärkt, und die Wahrscheinlichkeit für erneute bzw. erhöhte Prüfungsangst in einer weiteren Prüfungssituation ist erhöht. Speziell zu prüfungsängstlichen Personen liegen zu diesem Phänomen keine Daten vor, es ist jedoch anzunehmen, dass auch prüfungsängstliche Personen eine verstärkte Tendenz zu dieser nachträglichen verzerrenden Bewertung haben. Dem kann auf mehreren Ebenen entgegengewirkt werden:

- Offenlegen dieser Tendenz und Bewertung als dysfunktionale Strategie.
- Anleitung zur Selbstbeobachtung und Entwicklung von selbstregulativen Gegenmaßnahmen und Selbstinstruktionen.
- Einbeziehen von nahestehenden Personen, die entweder bei der Prüfung dabei waren oder sich direkt danach den Prüfungsverlauf schildern lassen und die als Korrektiv gegenüber zunehmender Verzerrung fungieren können.
- In Risikozeiten für Grübeleien Ablenkungsaktivitäten planen, wie z. B. direkt nach der Prüfung nicht alleine nach Hause gehen.

4.3 Wirkmechanismen der Interventionen

Zur Beschreibung der Wirkmechanismen der vorgeschlagenen Interventionen soll die Darstellung getrennt nach den oben aufgeführten Modulen erfolgen, da die Wirkmechanismen der Module sich stark unterscheiden:

- *Modul 1: Gründe für Lernen – Motivationsstrategien.* Motivationsstrategien tragen dazu bei, ausreichendes Engagement der Betroffenen für die weiteren Schritte herzustellen.
- *Modul 2: Lernen planen – Zeitmanagement und Arbeitspläne* und *Modul 3: Wie lernen? – Lernstrategien und Gedächtnistechniken.* In diesen beiden Modulen werden Fertigkeiten vermittelt und trainiert. Unter Bezugnahme auf das hypothetische Bedingungsmodell wird bei einem Teil der Prüfungsängstlichen von einem Defizit an Studier- und Lernfähigkeiten ausgegangen, das bereits vor den Prüfungsängsten bestand. Systematisches Training dieser Fertigkeiten soll dieses Defizit beheben.
- *Modul 4: Für Ausgleich sorgen – Entspannungstechniken und individuelle Verstärker.* Entspannungs- und Genusstraining sollen zum einen in konkreten Situationen den Umgang mit der Anspannung verbessern. Dies entspräche im Interferenzmodell (vgl. Seite 20) der Reduktion von ablenkenden kognitiven Aktivitäten, so dass mehr Kapazitäten für die eigentliche Prüfungsaufgabe zur Verfügung stehen. Zum anderen sollen die vorgeschlagenen Techniken für Ausgleich während der Lern- und Vorbereitungsphase dienen, und sind in diesem Sinne eher präventiver Natur.
- *Modul 5: Knoten im Kopf auflösen – Kognitive Techniken zum Umgang mit hinderlichen Gedanken.* Kognitive Strategien sollen sowohl in der Phase der Prüfungsvorbereitung als auch während der Prüfung dazu beitragen, störende Gedanken oder Grundannahmen zu vermindern und so ausreichend kognitive Kapazitäten für die Lernaktivitäten zu ermöglichen. Des Weiteren trägt der Abbau von negativen Grundannahmen zu

einer dauerhaften Umbewertung von Situationen bei, so dass Sicherheitsverhaltensweisen abgebaut werden können, die vorher die Prüfungsängste mit aufrechterhielten.

- *Modul 6: Ganz entspannt in der Prüfung – Systematische Desensibilisierung als Technik der Spannungsreduktion.* Das Verfahren der systematischen Desensibilisierung stellt eine Variante der Konfrontationstechniken dar. Die Abnahme der Angst wird jedoch nicht auf Habituationsprozesse zurückgeführt, sondern auf die Inkompatibilität von Angst- und Entspannungszuständen.
- *Modul 7: Übung ist alles – Konkrete Vorbereitung auf die Prüfungssituation.* Die angenommene Wirkung dieser Empfehlungen zur konkreten Prüfungsvorbereitung basiert auf der Idee, dass vertraute Situationen weniger Anspannung verursachen als völlig unbekannte. Je vertrauter die Situation durch Antizipation scheint, desto weniger Aufregung dürfte in der Situation auftreten und desto höher das beruhigende Gefühl der Kontrollierbarkeit der Situation, so dass erneut die Konzentration auf die eigentliche Prüfungsleistung, die Reproduktion von Wissen, begünstigt wird.

4.4 Effektivität und Prognose

Metaanalyse zur Wirksamkeit

Einen Überblick über die Wirksamkeit von verschiedenen Interventionen bei Prüfungsängsten gibt die Metaanalyse von Ergene (2003). Dabei wurden die im Rahmen der Literaturrecherche gefundenen Studien aus den Jahren 1970 bis 1998 unter anderem hinsichtlich der eingesetzten Interventionen unterteilt in:

a) kognitive Ansätze (z. B. kognitive Umstrukturierung),
b) behaviorale Ansätze (z. B. Entspannungstraining, Systematische Desensibilisierung),
c) kognitiv-behaviorale Programme (z. B. Stressimpfungstraining),
d) Kompetenztrainings (z. B. Trainings in Studierfähigkeiten oder Lernstrategien) und
e) weitere Ansätze (z. B. Gestalttherapie, Meditation oder körperliche Aktivitäten) sowie
f) Kombinationen aus obigen Ansätzen.

Als Effektstärkemaß wurden die Werte nach der Intervention der jeweiligen Gruppe mit denen einer Vergleichsgruppe ohne Intervention verglichen (Zwischengruppen-Effektstärke). Insgesamt gingen 56 Studien mit zusammen 2 428 Personen in die Analysen ein. Bei den Teilnehmern handelte es sich überwiegend um Schüler und Studierende mit einem mittleren Alter von 19 Jahren.

In Bezug auf die Kategorie der Intervention zeigten sich dabei die höchsten Effektstärken für die Kombination von kognitiven und kompetenzorientierten Interventionen (d = 1.22), gefolgt von der Kombination von verhaltensbezogenen und kompetenzorientierten Interventionen (d = 1.10) und allein verhaltensbasierten Interventionen (d = 0.80).

Bezüglich des Formats der Intervention zeigten die Kombination von Einzel- und Gruppenangebot sowie das Gruppenangebot allein große bzw. mittlere Effektstärken (d = 0.84 bzw. 0.64); Interventionen im Einzelsetting zeigten nur eher niedrige Effektstärken (d = 0.34). Die gemittelte Effektstärke über alle Aspekte hinweg beträgt d = .65 und liegt damit im mittleren Bereich.

Die auf einer großen Datenbasis beruhende Metaanalyse stellt damit die prinzipiell gute Veränderbarkeit von Prüfungsängsten durch psychologische Interventionen fest. Eine Begrenzung der Befunde liegt in der nur eingeschränkt beurteilbaren Qualität der Metaanalyse, bei der z. B. die eingehenden Studien nicht aufgeführt sind, Einschlusskriterien nicht eindeutig berichtet werden und von acht im Artikel angesprochenen Moderatorvariablen lediglich sechs aufgeführt werden.

4.5 Probleme bei der Durchführung

Die wohl häufigste Schwierigkeit bei der Arbeit mit Prüfungsängsten ist die Einpassung des therapeutischen Arbeitens in den Prüfungs- und Arbeitszeitplan der Person: Der Entschluss zur Inanspruchnahme von Beratung oder Behandlung wird häufig zum Zeitpunkt der höchsten Belastung getroffen bzw. dann, wenn bereits negative Konsequenzen der Prüfungsangst eingetreten sind oder in naher Zukunft drohen. Wie bereits im Kapitel 4 (vgl. Seite 37) geschildert, kann bei einer umgrenzten Problematik erwogen werden, eine ausreichende Hilfestellung durch eine Kurzintervention zu geben.

Ist dies nicht möglich, kann als Problem auf der anderen Seite des Kontinuums auftreten, dass die nächste Möglichkeit zur Prüfung sehr weit entfernt ist und dass dadurch die Motivation zur Arbeit an der Prüfungsangst sehr gering ist. Es sollte daher darauf geachtet werden, dass der Ablauf der Behandlung in einem möglichst engen Zeitbezug zu den anstehenden Prüfungen und weiteren Übungsmöglichkeiten für die gelernten Strategien steht. Ein prophylaktisches Arbeiten („falls in den nächsten Jahren noch eine Prüfung auf mich zukommt …“) ist nicht sinnvoll. Lern- und Arbeitsstrategien lassen sich zwar auch ohne nahende Prüfung erlernen, ohne konkrete Anwendungsmöglichkeit sind sie jedoch nicht sinnvoll. Auch der Zugang zu dysfunktionalen Kognitionen und Verhaltensweisen kann eingeschränkt sein, wenn die nächste Prüfung erst in sehr weiter Ferne ansteht.

5 Weiterführende Literatur

Messer, J. & Bensberg, G. (2007). *Das Mannheimer Prüfungscoaching-Programm (PCP). Ein Manual zum Coaching- und Selbsthilfegebrauch.* Mannheim: Studentenwerk Mannheim. Das Manual stellt übersichtlich und nah an der Situation der Studierenden verschiedene Techniken und Interventionen zum Umgang mit Prüfungsängsten dar. Es kann über www.studentenwerk-mannheim.de für den Preis von 15,– Euro (Stand März 2010) bezogen werden.

Zeidner, M. (1998). *Test anxiety: The state of the art.* New York: Plenum Press. Das englischsprachige Fachbuch stellt in einzigartiger Weise den Forschungs- und Wissensstand zum Thema Prüfungsangst zusammen. Es ist daher gut geeignet für Leser, die Prüfungsängstlichkeit aus wissenschaftlicher Perspektive kennenlernen wollen. Der Aspekt der Behandlung von starken Prüfungsängsten nimmt in diesem Buch jedoch nur wenig Raum ein.

6 Literatur

Bakman, N. (2003). Hochschulprüfungen: Hürde oder Alptraum? Beratung und Therapie von Prüfungsängsten. *Schweizer Archiv für Neurologie und Psychiatrie, 154,* 5–10.

Beck, J. G. (1999). *Praxis der Kognitiven Therapie.* Weinheim: BeltzPVU.

Beidel, D. C., Turner, M. W. & Trager, K. N. (1994). Test anxiety and childhood anxiety disorders in African-american and white school-children. *Journal of Anxiety Disorders, 8* (2), 169–179.

Bernstein, D. A. & Borkovec, T. D. (2007). *Entspannungstraining. Handbuch der progressiven Muskelentspannung.* München: Klett-Cotta.

Blöte, A. W., Kint, M. J. W., Miers, A. C. & Westenberg, P. M. (2009). The relation between public speaking anxiety and social anxiety: A review. *Journal of Anxiety Disorders, 23* (3), 305–313.

Bruch, M. A. (1981). Relationship of test-taking strategies to test anxiety and performance: Toward a task analysis of examination behavior. *Cognitive Therapy and Research, 5,* 41–56.

Bruch, M. A., Fallon, M. & Heimberg, R. G. (2003). Social phobia and difficulties in occupational adjustment. *Journal of Counseling Psychology, 50* (1), 109–117.

Bundesministerium für Bildung und Forschung (BMBF) (Hrsg.). (2004). *Die wirtschaftliche und soziale Lage der Studierenden in der Bundesrepublik Deutschland 2003.* Bonn, Berlin: Eigenverlag BMBF.

Bundesministerium für Bildung und Forschung (BMBF) (Hrsg.). (2007.) *Die wirtschaftliche und soziale Lage der Studierenden in der Bundesrepublik Deutschland 2006.* Bonn, Berlin: Eigenverlag BMBF.

Cannon, W. B. (1929). *Bodily change in pain, hunger, fear, and rage.* New York: Appleton.

Carver, C. S. & Scheier, M. R. (1984). Self-focused attention in test anxiety: A general theory applied to a specific phenomenon. In H. M. Van der Ploeg, R. Schwarzer & C. D. Spielberger (Eds.), *Advances in test anxiety research* (Vol. 3, pp. 3–20). Lisse, The Netherlands: Swets & Zeitlinger.

Carver, C. S. & Scheier, M. R. (1991). A control-process perspective on anxiety. In R. Schwarzer & R. A. Wicklung (Eds.), *Anxiety and self-focused attention* (pp. 3–8). London: Harwood.

Chambless, D., Fydrich, T. & Rodebaugh, T. L. (2008). Generalized social phobia and avoidant personality disorder: Meaningful distinction or useless duplication? *Depression and Anxiety, 25,* 8–19.

Chapell, M. S., Blanding, Z. B., Silverstein, M. E., Takahashi, M., Newman, B., Gubi, A. et al. (2005). Test anxiety and academic performance in undergraduate and graduate students. *Journal of Educational Psychology, 97* (2), 268.

Coles, M. E. & Heimberg, R. G. (2000). Patterns of anxious arousal during exposure to feared situations in individuals with social phobia. *Behaviour Research and Therapy, 38,* 405–424.

Covington, M. V. (1992). *Making the grade.* Cambridge: Cambridge University Press.

Covington, M. V. & Omelich, C. L. (1988). Achievement dynamics: The interaction of motives, cognitions, and emotions over time. *Anxiety Research, 1,* 165–183.

Culler, R. E. & Holahan, C. J. (1980). Test anxiety and academic performance: The effects of study-related behaviors. *Journal of Educational Psychology, 72,* 16–20.

Dilling, H. & Freyberger, H. J. (2006). *Taschenführer zur ICD-10-Klassifikation psychischer Störungen.* Bern: Huber.

Ergene, T. (2003). Effective interventions on test anxiety reduction – A meta-analysis. *School Psychology International, 24* (3), 313–328.

Fehm, L. & Priewe, J. (2008). Test anxiety in university students: Harmless tension or disabling mental disorder? *XXIX Congress of Psychology, July 20–25.* Berlin.

Fehm, L., Schneider, G. & Hoyer, J. (2007). Is post-event processing specific for social anxiety? *Journal of Behavior Therapy and Experimental Psychiatry, 38* (1), 11–22.

Fehm, L. & Wittchen, H.-U. (2004). Comorbidity in Social Anxiety Disorder. In B. Bandelow & D. Stein (Eds.), *Social Anxiety Disorder* (pp. 49–63). New York: Dekker.

Fliegel, S. (2009). Rollenspiele. In J. Margraf & S. Schneider (Hrsg.), *Lehrbuch der Verhaltenstherapie* (S. 579–585). Berlin: Springer.

Fliegel, S., Groeger, W., Künzel, R., Schulte, D. & Sorgatz, H. (1998). *Verhaltenstherapeutische Standardmethoden* (4. Aufl.). Weinheim: BeltzPVU.

Halvorsen, R. & Vassend, O. (1987). Effects of examination stress on some cellular immunity functions. *Journal of Psychosomatic Research, 31,* 693–701.

Hamm, A. (2005). *Spezifische Phobien.* Göttingen: Hogrefe.

Hautzinger, M. (2003). *Kognitive Verhaltenstherapie bei Depressionen: Behandlungsanleitungen und Materialien.* Weinheim: BeltzPVU.

Heimberg, R. G., Nyman, D. & O'Brien, G. D. (1987). Assessing variations of the thought-listing technique: Effects of instructions, stimulus intensity, stimulus modality, and scoring procedures. *Cognitive Therapy and Research, 11,* 13–24.

Hembree, R. (1988). Correlates, causes, effects and treatment of test anxiety. *Review of Educational Research, 58,* 7–77.

Herbert, J., Moore, G. F., Riva, C. de la & Watts, F. N. (1986). Endocrine responses and examination anxiety. *Biological Psychology, 22,* 215–226.

Hodapp, V. (1991). Das Prüfungsängstlichkeitsinventar TAI-G: Eine erweiterte und modifizierte Version mit vier Komponenten. *Zeitschrift für Pädagogische Psychologie/German Journal of Educational Psychology, 5* (2), 121.

Hodapp, V. (1996). The TAI-G: A multidimensional approach to the assessment of test anxiety. In C. Schwarzer & M. Zeidner (Eds.), *Stress, anxiety and coping in academic settings* (pp. 95–130). Tübingen: Francke.

Hodapp, V., Glanzmann, P. G. & Laux, L. (1995). Theory and measurement of test anxiety as a situation-specific trait. In C. D. Spielberger & P. R. Vagg, (Eds.), *Test anxiety: Theory, assessment, and treatment* (pp. 47–58). Philadelphia, PA: Taylor & Francis.
Hodapp, V., Laux, L. & Spielberger, C. D. (1982). Theorie und Messung der emotionalen und kognitiven Komponente der Prüfungsangst. *Zeitschrift für Differentielle und Diagnostische Psychologie, 3* (3), 169.
Hodapp, V., Rohrmann, S. & Ringeisen, T. (2011). *Prüfungsangstfragebogen (PAF).* Göttingen: Hogrefe.
Hofmann, E. (2003). *Progressive Muskelentspannung. Ein Trainingsprogramm.* Göttingen: Hogrefe.
Hollandsworth, J. G. Jr., Glazeski, R. C., Kirkland, K., Jones, G. E. & Van Norman, L. R. (1979). An analysis of the nature and effects of test anxiety: Cognitive, behavioral, and psychological components. *Cognitive Therapy and Research, 3,* 165–180.
Holm-Hadulla, R. M., Hofmann, F.-H., Sperth, M. & Funke,J. (2009). Psychische Beschwerden und Störungen von Studierenden. *Psychotherapeut, 54,* 346–356.
Hong, E. (1998). Differential stability of individual differences in state and trait test anxiety. *Learning and Individual Differences, 10* (1), 51–69.
Hull, C. (1943). *Principles of behavior*. New York: Appleton.
Jerusalem, M. & Satow, L. (1999). Schulbezogene Selbstwirksamkeitserwartung. In R. Schwarzer & M. Jerusalem (Hrsg.), *Skalen zur Erfassung von Lehrer- und Schülermerkmalen* (S. 15). Berlin: Freie Universität Berlin.
Kiecolt-Glaser, J. K., Garner, W. K., Speicher, C., Penn, G. M., Holliday, J. & Glaser, R. (1984). Psychosocial modifiers of immunocompetence in medical students. *Psychosomatic Medicine, 46,* 7–14.
Koppenhöfer, E. (2004). *Kleine Schule des Genießens. Ein verhaltenstherapeutisch orientiertes Behandlungsprogramm zum Aufbau positiven Erlebens und Handelns.* Lengerich: Pabst Science Publishers.
Küpfer, K. (1997). *Prüfungsängstlichkeit bei Studenten: Differentielle Diagnostik und differentielle Intervention.* Frankfurt am Main: Peter Lang.
Liebert, R. M. & Morris, L. W. (1967). Cognitive and emotional components of test anxiety: A distinction and some initial data. *Psychological Reports, 20,* 975–978.
Linden, M. (2008). Systematische Desensibilisierung. In M. Linden & M. Hautzinger (Hrsg.), *Verhaltenstherapiemanual.* Berlin: Springer.
Maerker, A. & Weike, A. I. (2009). Systematische Desensibilisierung. In J. Margraf & S. Schneider (Hrsg.), *Lehrbuch der Verhaltenstherapie* (Band 1). Berlin: Springer.
Mandl, H. & Friedrich, F. E. (2006). *Handbuch Lernstrategien.* Göttingen: Hogrefe.
Mandler, G. & Sarason, S. B. (1952). A study of anxiety and learning. *Journal of Abnormal and Social Psychology, 47,* 166–173.
McGuire, D. P., Mitic, W. & Neumann, B. (1987). Perceived stress in adolescents: What normal teenagers worry about. *Canada's Mental Health, 1987* (June), 2–5.
Messer, J. & Bensberg, G. (2007). *Das Mannheimer Prüfungscoaching-Programm (PCP).* Mannheim: Studentenwerk Mannheim.
Neumann, J. (1933). *Angst und Krankheit vor dem Examen: Wesen, Ursachen, Behebung.* Gütersloh: Bertelsmann.
Patel, A., Knapp, M., Henderson, J. & Baldwin, D. (2002). The economic consequences of social phobia. *Journal of Affective Disorders, 68* (2–3), 221–233.
Paulman, R. G. & Kennelly, K. J. (1984). Test anxiety and ineffective test taking: Different names, same construct? *Journal of Educational Psychology, 77,* 279–288.

Richardson, F. C. & Suinn, R. (1972). Mathematics Anxiety Rating Scale: Psychometric data. *Journal of Counseling Psychology, 19,* 551–551.
Riemann, D. (2003). *Ratgeber Schlafstörungen: Informationen für Betroffene und Angehörige.* Göttingen: Hogrefe.
Robinson, F. P. (1970). *Effective study* (4th ed.). New York: Harper & Row.
Salmon, P. G. (1990). A psychological perspective on musical performance anxiety: A review of the literature. *Medical Problems of Performing Artists, 5,* 2–11.
Sarason, I. G. (1980). *Test Anxiety: Theory, research and applications.* Hillsdale, NJ: Erlbaum.
Sarason, I. G. (1988). Anxiety, self-preoccupation and attention. *Anxiety Research, 1,* 3–7.
Sarason, S. B., Davidson, K. D., Frederick, L. F. & Waite, R. R. (1960). Test Anxiety Scale for children. *Child Development, 29,* 437–438
Saß, H., Wittchen, H.-U., Zaudig, M. & Houben, I. (Hrsg.). (2003). *Diagnostisches und Statistisches Manual Psychischer Störungen – Textrevision (DSM-IV-TR).* Göttingen: Hogrefe.
Schräder-Naef, R. (2001). *Rationeller Lernen lernen.* Weinheim: Beltz.
Schuster, M. (2001). *Für Prüfungen lernen.* Göttingen: Hogrefe.
Schwarzer, R. (2000). *Stress, Angst und Handlungsregulation* (4. Aufl.). Stuttgart: Kohlhammer.
Seipp, B. & Schwarzer, C. (1996). Cross-cultural anxiety research: A review. In C. Schwarzer & M. Zeidner (Eds.), *Stress, anxiety, and coping in academic settings* (pp. 13–68). Tübingen, Germany: Francke.
Spielberger, C. D. (1972a). *Anxiety: Current trends in theory and research.* New York: Academic Press.
Spielberger, C. D. (1972b). Conceptual and methodological issues in anxiety research. In C. D. Spielberger (Ed.), *Anxiety* (Vol. 2, pp. 481–493). New York: Academic Press.
Spielberger, C. D. (1972c). Current trends in theory and research on anxiety. In C. D. Spielberger (Ed.), *Anxiety – Current trends in theory and research* (Vol. 1, pp. 3–19). New York: Academic Press.
Spielberger, C. D. (1980). *Test Anxiety Inventory: Preliminary professional manual.* Palo Alto, CA: Consulting Psychologists Press.
Spielberger, C. D., Anton, W. D. & Bedell, J. (1976). The nature and treatment of test anxiety. In M. Zuckerman & C. D. Spielberger (Eds.), *Emotions and anxiety: New concepts, methods, and application* (pp. 317–344). Hillsdale, NJ: Erlbaum.
Spielberger, C. D. & Vagg, P. R. (1995). Test anxiety: A transactional process. In C. D. Spielberger & P. D. Vagg (Eds.), *Test anxiety: Theory, assessment and treatment* (pp. 3–14). Washington, DC: Taylor & Francis.
Stangier, U., Heidenreich, T. & Peitz, M. (2003). *Soziale Phobien. Ein kognitiv-verhaltenstherapeutisches Behandlungsmanual.*Weinheim: BeltzPVU.
Wieczerkowski, W., Nickel, H., Janowski, A., Fittkau, B. & Rauer, W. (1974). *Angstfragebogen für Schüler (AFS).* Braunschweig: Westermann.
Wilken, B. (2008). *Methoden der Kognitiven Umstrukturierung: Ein Leitfaden für die psychotherapeutische Praxis* (4. Aufl.). Stuttgart: Kohlhammer.
Wine, J. D. (1971). Test anxiety and the direction of attention. *Psychological Bulletin, 76,* 92–104.
Wine, J. D. (1980). Cognitive-attentional theory of test-anxiety. In I. G. Sarason (Ed.), *Test Anxiety: Theory, research and applications* (pp. 349–385). Hillsdale, NJ: Erlbaum.
Zech, T. (1977). Schulangst. Eine empirische Untersuchung. In G. Biermann (Hrsg.), *Kinder im Schulstreß* (S. 101–109). München: Reinhardt.
Zeidner, M. (1990). Does test anxiety bias scholastic aptitude – test performance by gender and sociocultural group. *Journal of Personality Assessment, 55* (1–2), 145–160.
Zeidner, M. (1998). *Test anxiety: The state of the art.* New York: Plenum Press.

7 Anhang

Liste empfehlenswerter Selbsthilfebücher zum Thema Prüfungsangst
Eschenröder, C. T. (2002). *Selbstsicher in die Prüfung – Wie man Prüfungsangst überwindet und sich effektiv auf Prüfungen vorbereitet.* München: Cip-Medien.
Graglia, M. R. (2004). *Prüfung – Achtung, fertig, Erfolg!* Gelnhausen: Wagner.
Höhn, R. (1984). *Examen ohne Angst.* Bad Harzburg: Verlag für Wissenschaft, Wirtschaft und Technik.
Knigge-Illner, H. (2002). *Ohne Angst in die Prüfung.* Frankfurt am Main: Eichborn.
Metzig, W. & Schuster, M. (2009). *Prüfungsangst und Lampenfieber* (4. Aufl.). Berlin: Springer.
Schuster, M. (2001). *Für Prüfungen lernen – Strategien zur optimalen Prüfungsvorbereitung.* Göttingen: Hogrefe.
Wolf, D. & Merkle, R. (2005). *So überwinden sie Prüfungsängste – Psychologische Strategien zur optimalen Vorbereitung und Bewältigung von Prüfungen.* Mannheim: PAL.

Arbeitsblatt: Belohnungsliste

Menschen: Nennen Sie zwei Personen, mit denen Sie mehr Zeit verbringen möchten, wozu aber häufig keine Gelegenheit besteht:

1. ______________________________

2. ______________________________

Orte: Notieren Sie zwei Orte, an denen Sie gerne mehr Zeit verbringen würden, aber selten Gelegenheit dazu haben:

1. ______________________________

2. ______________________________

Gegenstände: Notieren Sie zwei Gegenstände, die Sie nicht besitzen, aber gerne hätten und die Sie sich prinzipiell leisten können (Buch, CD, neue Schuhe o. Ä.):

1. ______________________________

2. ______________________________

Aktivitäten: Nennen Sie zwei Aktivitäten, denen Sie sich gerne häufiger als zurzeit widmen würden:

1. ______________________________

2. ______________________________

Wählen Sie nun aus allen genannten Dingen **3 Belohnungen** aus, die für Sie positiv wären und die in der momentanen Situation mit Ihren zeitlichen und finanziellen Möglichkeiten umsetzbar wären:

1. ______________________________

2. ______________________________

3. ______________________________

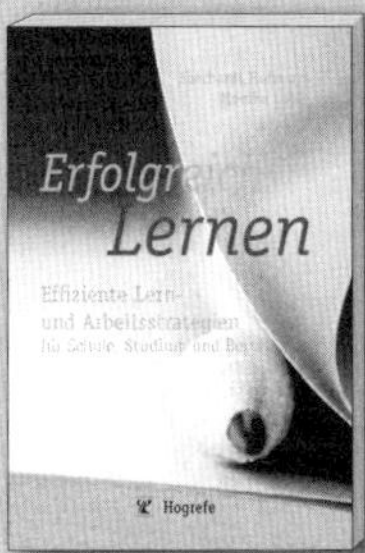

Eberhardt Hofmann
Monika Löhle

Erfolgreich Lernen

Effiziente Lern- und Arbeitsstrategien für Schule, Studium und Beruf

2004, 232 Seiten, Kleinformat
€ 24,95 / sFr. 43,90
ISBN 978-3-8017-1825-1

Der Band vermittelt Schülern, Studenten und Auszubildenden effiziente Arbeits- und Lernmethoden, die sie für eine optimale Prüfungsvorbereitung nutzen können.

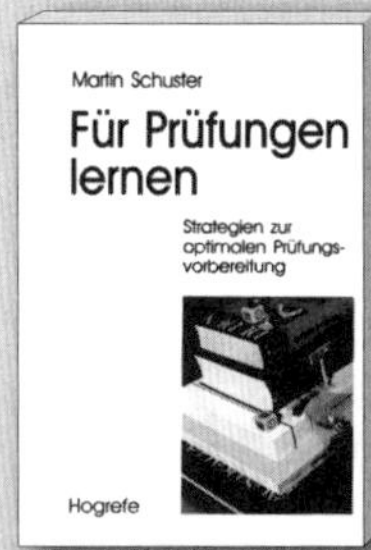

Martin Schuster

Für Prüfungen lernen

Strategien zur optimalen Prüfungsvorbereitung

2001, 126 Seiten,
€ 15,95 / sFr. 26,80
ISBN 978-3-8017-1429-1

Der Ratgeber bietet anhand praxisnaher Beispiele, verständlich geschrieben und wissenschaftlich fundiert zahlreiche Tipps zum Lernen und zur optimalen Vorbereitung auf Prüfungen.

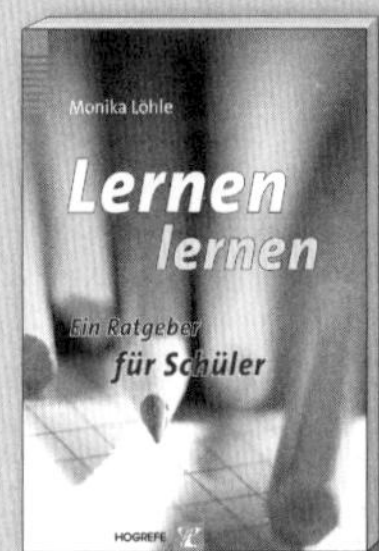

Monika Löhle

Lernen lernen

Ein Ratgeber für Schüler

2005, 156 Seiten, Keinformat,
€ 14,95 / sFr. 26,90
ISBN 978-3-8017-1920-3

Schülerinnen und Schüler finden in diesem Ratgeber anschauliche Tipps für erfolgreiches und ganzheitliches Lernen.

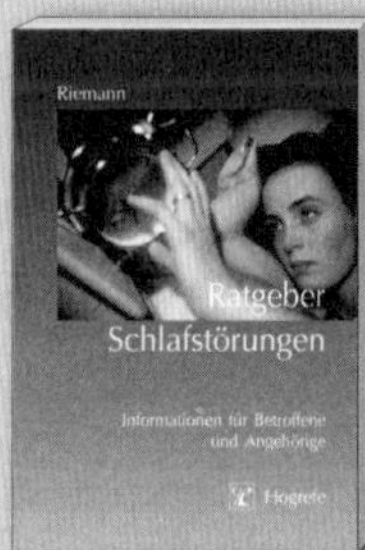

Dieter Riemann

Ratgeber Schlafstörungen

Informationen für Betroffene und Angehörige

(Ratgeber zur Reihe: »Fortschritte der Psychotherapie«, Band 2)
2004, 79 Seiten, Kleinformat,
€ 9,95 / sFr. 17,80
ISBN 978-3-8017-1763-6

Der Ratgeber wendet sich an Menschen, die unter Schlaflosigkeit leiden und mit Hilfe des Ratgebers versuchen können, gegen ihre Schlaflosigkeit erfolgreich anzugehen.

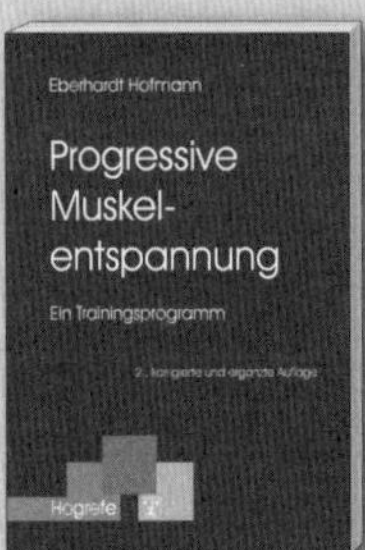

Eberhardt Hofmann

Progressive Muskelentspannung

Ein Trainingsprogramm

(Reihe: »Therapeutische Praxis«)
2., korrigierte und ergänzte Auflage 2003, 102 Seiten, Großformat, € 24,95 / sFr. 42,80
ISBN 978-3-8017-1639-4

In diesem Band wird ein Trainingsprogramm zur Progressiven Muskelrelaxation vorgestellt, bei dem die rein muskuläre Entspannung mit speziellen Visualisierungsübungen erweitert wird.

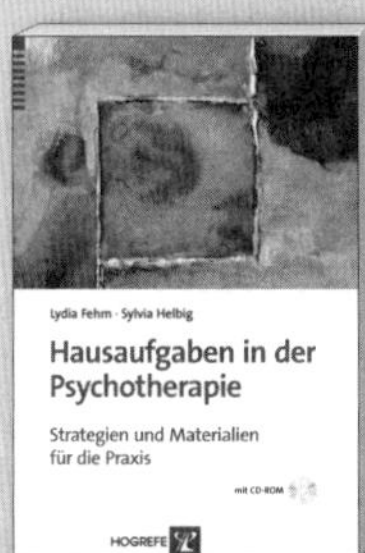

Lydia Fehm · Sylvia Helbig

Hausaufgaben in der Psychotherapie

Strategien und Materialien für die Praxis

2008, 197 Seiten,
Großformat, inkl. CD-ROM,
€ 39,95 / sFr. 68,–
ISBN 978-3-8017-2046-9

Der Band informiert über die Anwendung therapeutischer Hausaufgaben und bietet eine umfangreiche Materialiensammlung auf CD-ROM.

HOGREFE

Hogrefe Verlag GmbH & Co. KG
Rohnsweg 25 · 37085 Göttingen · Tel: (0551) 49609-0 · Fax: -88
E-Mail: verlag@hogrefe.de · Internet: www.hogrefe.de

Fortschritte der Psychotherapie

Herausgegeben von Dietmar Schulte · Kurt Hahlweg · Jürgen Margraf · Dieter Vaitl

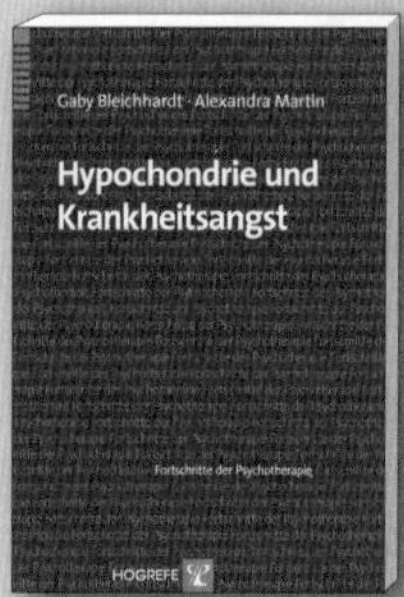

Band 41: 2010, VI/80 Seiten,
ISBN 978-3-8017-2119-0

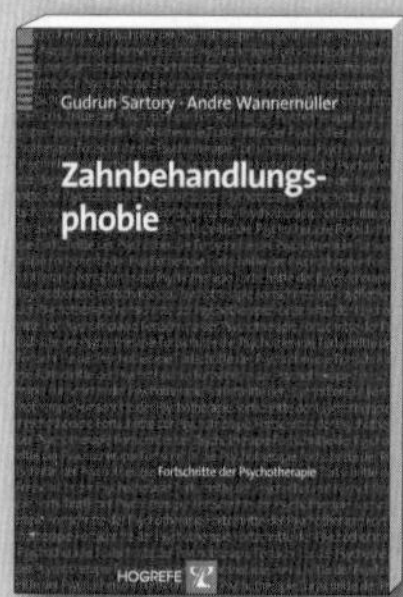

Band 42: 2010, 88 Seiten,
ISBN 978-3-8017-2221-0

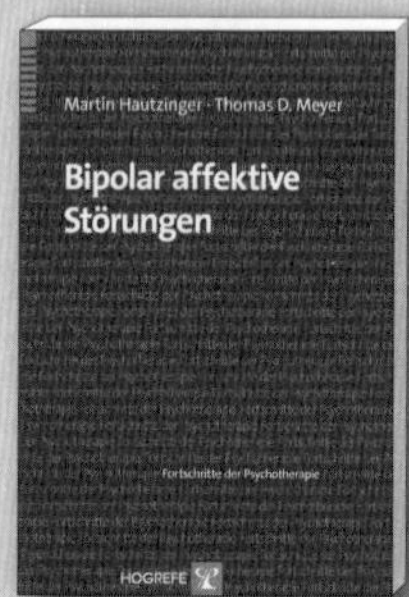

Band 43: 2011, VI/86 Seiten,
ISBN 978-3-8017-2146-6

Weitere Bände der Reihe:

Band 1 Somatisierungsstörung (2. Auflage) · **Band 2** Schizophrenie · **Band 3** Agoraphobie und Panikstörung **Band 4** Depression · **Band 5** Asthma bronchiale · **Band 6** Alkoholabhängigkeit (2. Auflage) · **Band 7** Schlafstörungen (2. Auflage) · **Band 8** Posttraumatische Belastungsstörung · **Band 9** Sexualstörungen des Mannes **Band 10** Rückenschmerz · **Band 11** Zwangsstörungen · **Band 12** Medikamentenabhängigkeit · **Band 13** Hypertonie · **Band 14** Borderline-Störung · **Band 15** Hautkrankheiten und Körperdysmorphe Störung · **Band 16** Sexualstörungen der Frau · **Band 17** Dissoziative Störungen · **Band 18** Rheumatische Erkrankungen · **Band 19** Adipositas · **Band 20** Tinnitus und Hyperakusis · **Band 21** Psychische Störungen und Sucht: Doppeldiagnosen **Band 22** Kopfschmerzen · **Band 23** Komplizierte Trauer · **Band 24** Essstörungen · **Band 25** Generalisierte Angststörung · **Band 26** Chronische Erschöpfung und Chronisches Erschöpfungssyndrom · **Band 27** Spezifische Phobien · **Band 28** Soziale Phobien · **Band 29** Parkinson · **Band 30** Chronisches Stimmenhören und persistierender Wahn · **Band 31** Tabakkonsum und Tabakabhängigkeit · **Band 32** Stottern · **Band 33** Probleme des Alterns **Band 34** Partnerschaft und Psychische Störung · **Band 35** Außergewöhnliche Erfahrungen · **Band 36** Diabetes mellitus · **Band 37** Trichotillomanie · **Band 38** Zwangshandlungen und Zwangsgedanken · **Band 39** Anpassungsstörung und Akute Belastungsreaktion · **Band 40** Akute Depression

Die Reihe zur Fortsetzung bestellen:

Der Preis je Band beträgt € 19,95 / sFr. 29,90. Wenn Sie die Reihe zur Fortsetzung bestellen, erhalten Sie alle Bände automatisch nach Erscheinen (3-4 Bände jährlich) zum Vorzugspreis von je € 15,95 / sFr. 23,80. Sie sparen 20% gegenüber dem Einzelpreis.

HOGREFE

Hogrefe Verlag GmbH & Co. KG
Rohnsweg 25 · 37085 Göttingen · Tel: (0551) 49609-0 · Fax: -88
E-Mail: verlag@hogrefe.de · Internet: www.hogrefe.de